Guia da Boa Saúde

Dieta do Bom Humor

Coma bem! Viva melhor!

Angela Jacobino

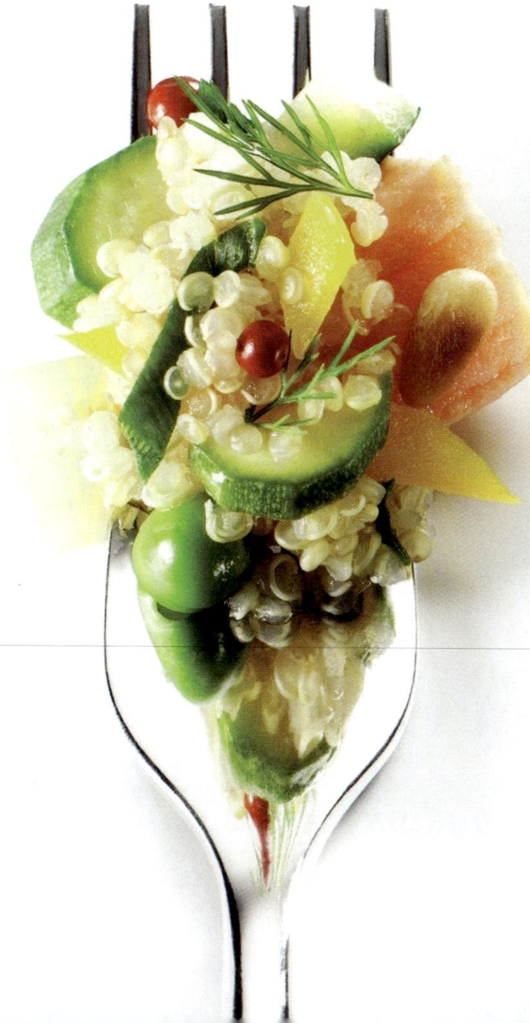

ÍNDICE

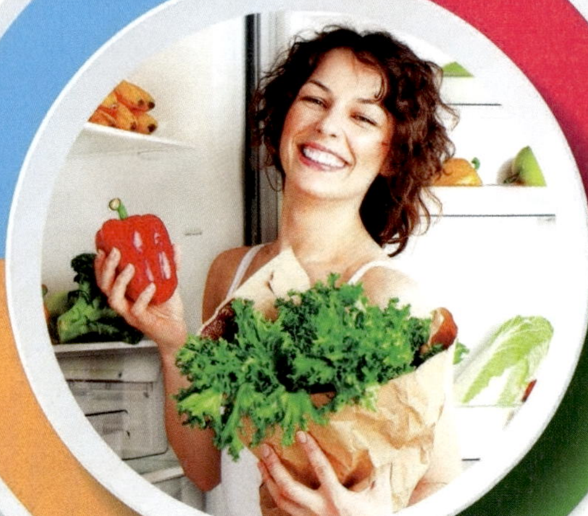

"Deixe o alimento ser sua medicina e a medicina ser seu alimento."

Hipócrates

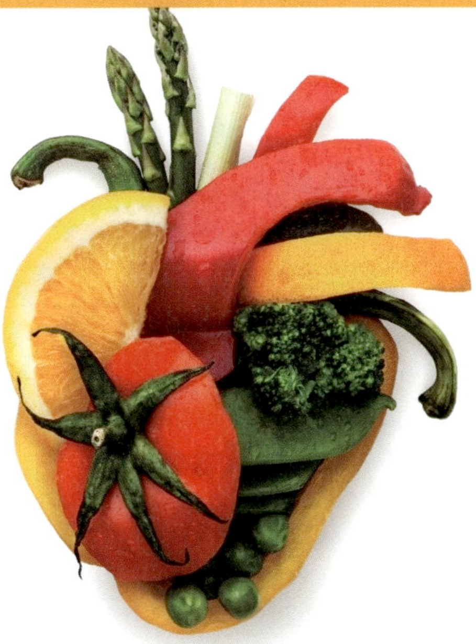

> "Vale a pena romper as zonas de conforto para experimentar um maior bem-estar."

Coma bem
E FIQUE DE BEM COM A VIDA.

A máxima "você é o que você come" está relacionada com a vida desde sempre, pois ao nascer, o bebê não sente apenas a necessidade de um alimento para sua sobrevivência, a amamentação significa um imenso deleite! Este ser humano está sendo prazerosamente nutrido! Essa conexão alimento/prazer é algo que acompanhará o ser humano por toda a sua vida.

A explicação científica é que a química dos alimentos contribui para alterar a produção de neurotransmissores – substâncias que transmitem impulsos nervosos no cérebro e são responsáveis pelas sensações. Isso significa que o consumo de alimentos está intimamente relacionado ao humor, ao ânimo e à disposição! Há uma série de alimentos já identificados que são capazes de contribuir para potencializar o entusiasmo e melhorar o estado de humor, justamente por estimularem a produção dos neurotransmissores responsáveis pelo prazer e pelo bem-estar.

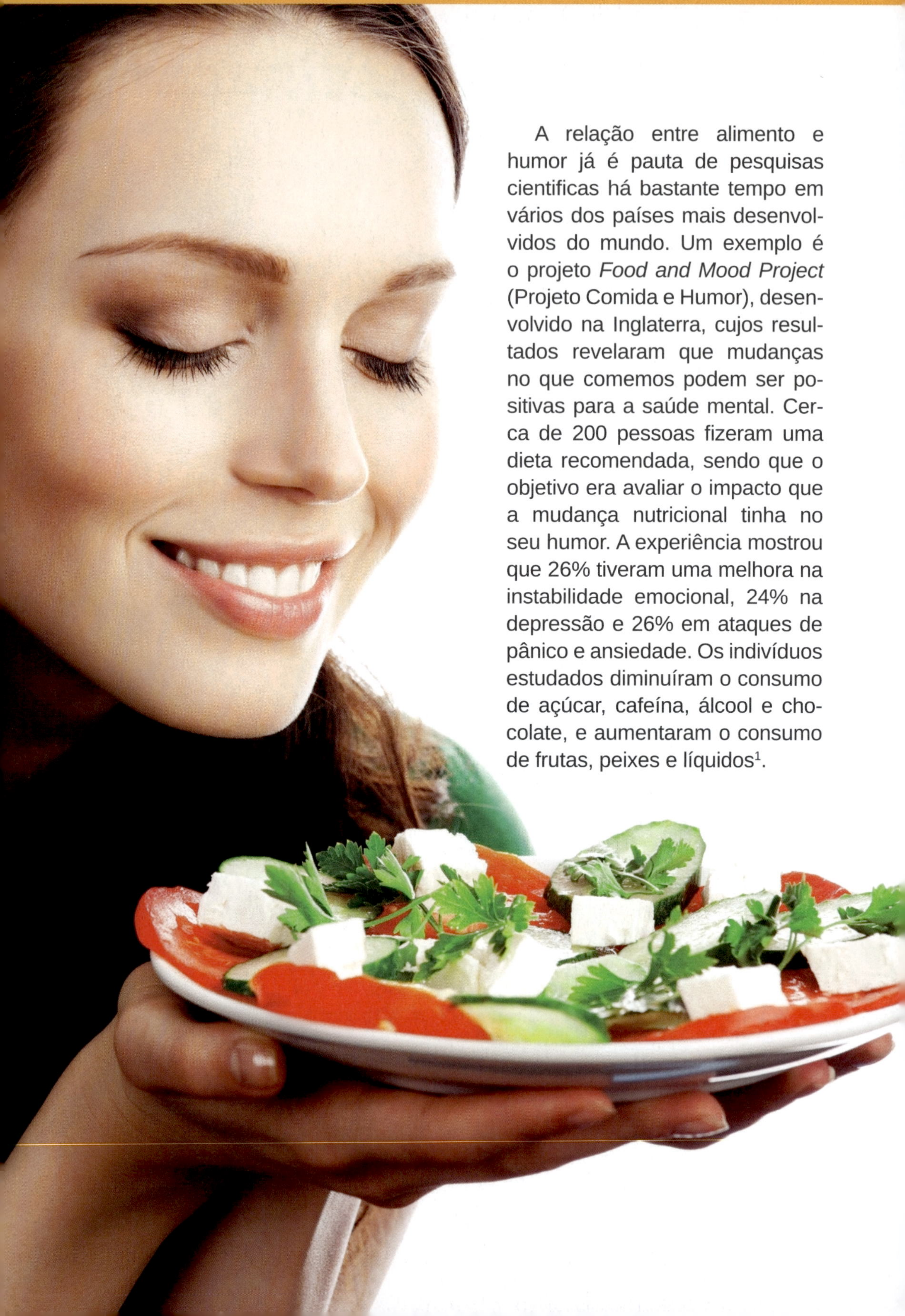

A relação entre alimento e humor já é pauta de pesquisas cientificas há bastante tempo em vários dos países mais desenvolvidos do mundo. Um exemplo é o projeto *Food and Mood Project* (Projeto Comida e Humor), desenvolvido na Inglaterra, cujos resultados revelaram que mudanças no que comemos podem ser positivas para a saúde mental. Cerca de 200 pessoas fizeram uma dieta recomendada, sendo que o objetivo era avaliar o impacto que a mudança nutricional tinha no seu humor. A experiência mostrou que 26% tiveram uma melhora na instabilidade emocional, 24% na depressão e 26% em ataques de pânico e ansiedade. Os indivíduos estudados diminuíram o consumo de açúcar, cafeína, álcool e chocolate, e aumentaram o consumo de frutas, peixes e líquidos[1].

CURIOSIDADE

Um dado importante citado pela **Mental Health Foundation**[1] da Inglaterra (cuja matriz encontra-se na Nova Zelândia) indica que quase dois terços das pessoas que não relatam possuírem problemas de saúde mental, têm como hábito diário a ingestão de frutas frescas ou suco de frutas, em comparação com menos da metade das pessoas, que relatam algum tipo de problema relacionado a saúde mental e não possuem o hábito de ingerir frutas.

"Uma dieta adequada só traz benefícios; os visíveis, que são a consequência, e especialmente os pessoais (como a certeza de conquista). Alimentar-se bem é emagrecer com prazer e garantia de descobertas felizes."

Margarida Selma Lagoa[2]

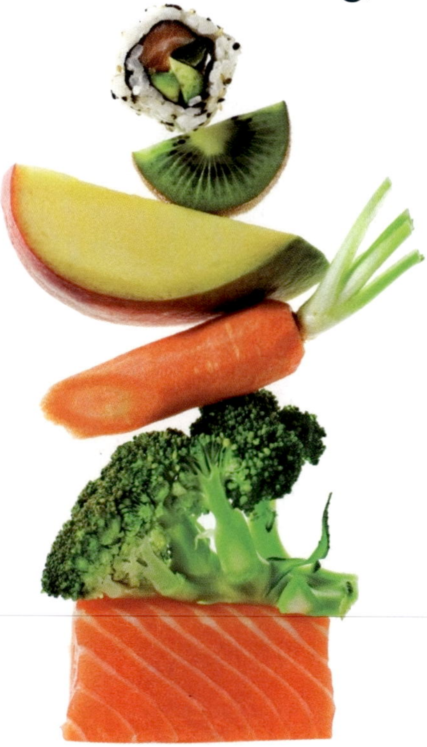

ATENÇÃO A ESTA DICA!

Não fique muito tempo sem comer, pois este hábito reduz os níveis de glicose, o que pode afetar negativamente o humor. Assim, o ideal é alimentar-se seis vezes ao dia: café da manhã, lanche, almoço, lanche, jantar e ceia[3].

1 A Mental Health Foundation foi criada em 1974, com o objetivo de promover pesquisas relacionadas à qualidade de vida. / 2 Nutricionista desde 1988 – Universidade São Camilo e FAAP. / 3 Departamento de Nutrição do Hospital Albert Einstein (SP).

Capítulo

1

Comer Bem está na moda!

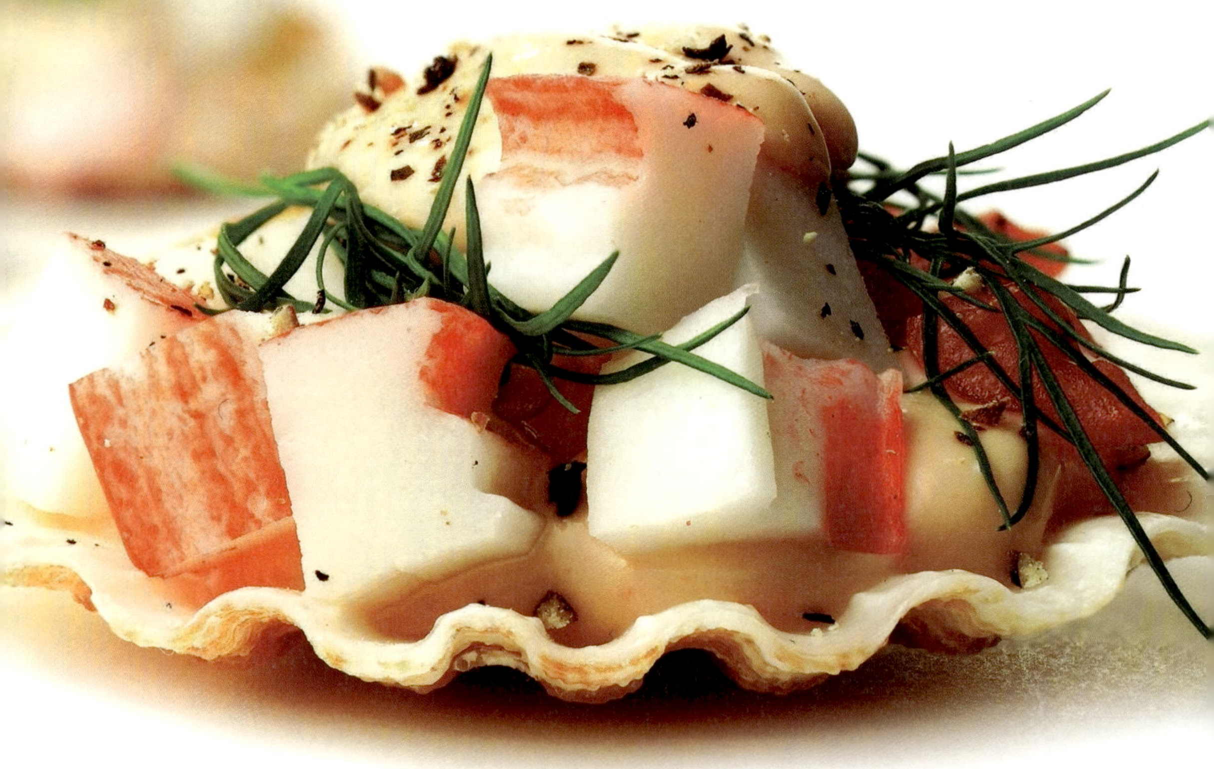

"Não coma nada que um dia não possa apodrecer! Porque se nem os fungos quiseram comer, significa que não é comida."

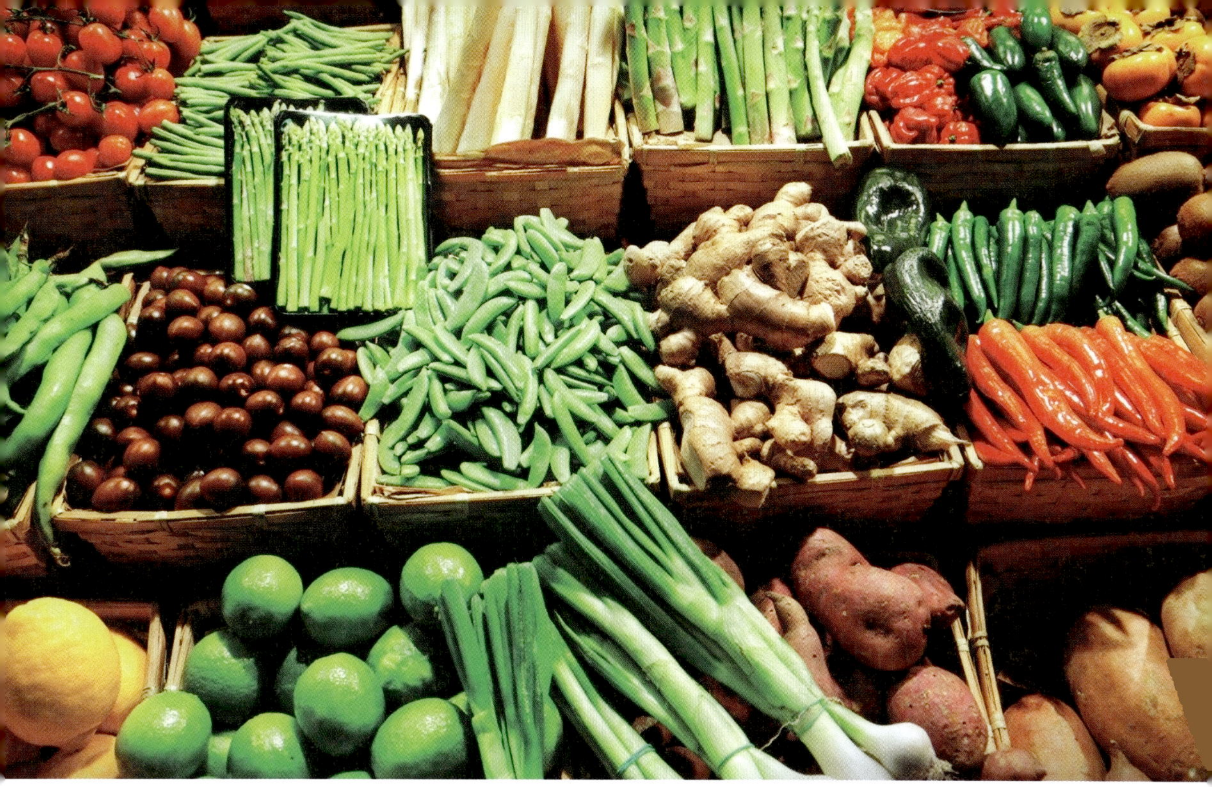

O livro *Em Defesa da Comida – Um Manifesto*[1], publicado em janeiro de 2008, pelo jornalista norte-americano Michael Pollan[2], propõe a volta da alimentação tradicional, orgânica e saudável, aquela da época dos nossos avós! Para Pollan, o grande segredo de uma alimentação saudável é ser baseada em alimentos frescos e integrais, encontrados nas feiras e hortifrútis. O autor acredita numa alimentação balanceada com um detalhe fundamental: para ele, a carne é um acompanhamento e não o prato principal.

Hoje, com o aprofundamento dos conhecimentos da natureza química das substâncias funcionais e das suas funções no organismo, os laboratórios e a indústria alimentícia passaram a produzir, em larga escala, alimentos funcionais formulados e também "artificiais", como leites fermentados, biscoitos vitaminados e cereais matinais ricos em fibras.

1 Em Defesa da Comida – Um Manifesto, se mantém entre os primeiros lugares na lista de best-sellers do jornal The New York Times, nos Estados Unidos da América. No Brasil foi lançado pela editora Intrínseca. / 2 Michael Pollan também é autor de O Dilema do Onívoro, considerado best-seller pelo jornal The New York Times, em 2006, Regras da Comida - Um Manual da Sabedoria Alimentar (2011) e A Volta ao Garfo (2014), uma obra que foi inclusive lançada na Flip (Feira Literária Internacional de Paraty). Ele também é professor de jornalismo da Universidade da Califórnia e colaborador da revista dominical do The New York Times.

Em seu livro, Pollan destaca a importância do prazer do ato de comer, da necessidade de saborear o alimento e não apenas "engoli-lo". Ele afirma que a industrialização desfez esse vínculo entre a alimentação e o prazer, o que traz danos à saúde e, por conseguinte, à felicidade do homem. Pollan enxerga na cultura o melhor guia alimentício para as pessoas, considerando as dietas tradicionais de cada região como sendo as mais adequadas para a saúde do organismo.

Pollan destaca em seu livro algumas recomendações para uma alimentação saudável e, consequentemente, feliz!

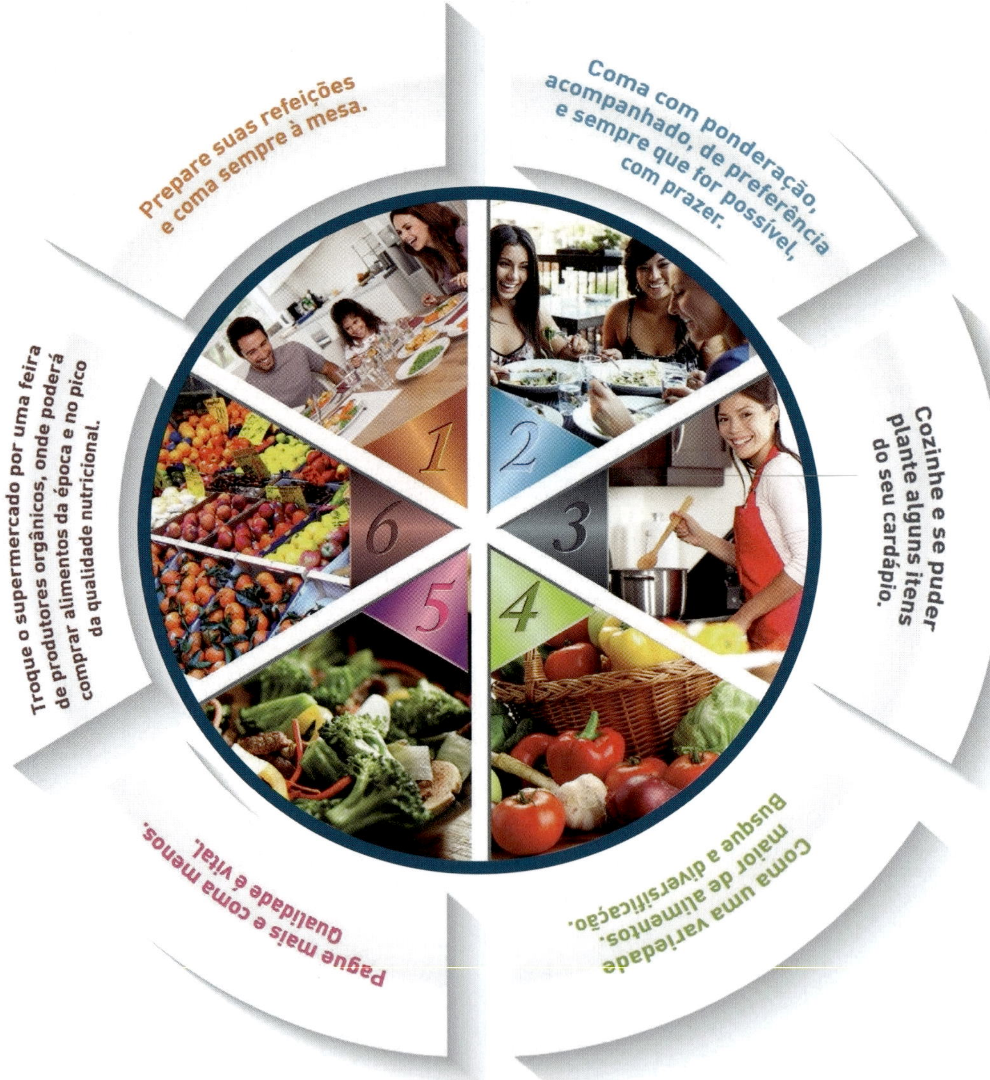
1
Prepare suas refeições e coma sempre à mesa.
2
Coma com ponderação, acompanhado, de preferência e sempre que for possível, com prazer.
3
Cozinhe e se puder plante alguns itens do seu cardápio.
4
Coma uma variedade maior de alimentos. Busque a diversificação.
5
Pague mais e coma menos. Qualidade é vital.
6
Troque o supermercado por uma feira de produtores orgânicos, onde poderá comprar alimentos da época e no pico da qualidade nutricional.

CURIOSIDADE

Você sabia que a alimentação foi incorporada ao patrimônio imaterial da UNESCO, por ser expressão da identidade dos povos?

No Brasil, a partir dos anos 1980, teve inicio uma ampliação das lavouras orgânicas, dos entrepostos e dos restaurantes naturais. Os vegetarianos ganharam mais visibilidade e surgiram os movimentos mundiais das ecovilas[1]. Foram criadas certificações e feiras orgânicas, nas quais os alimentos são passados diretamente das mãos do produtor para as do consumidor. A primeira feira orgânica do país é considerada a de Porto Alegre, fundada em 1989, com a presença do ecologista José Lutzenberger (1926-2002).

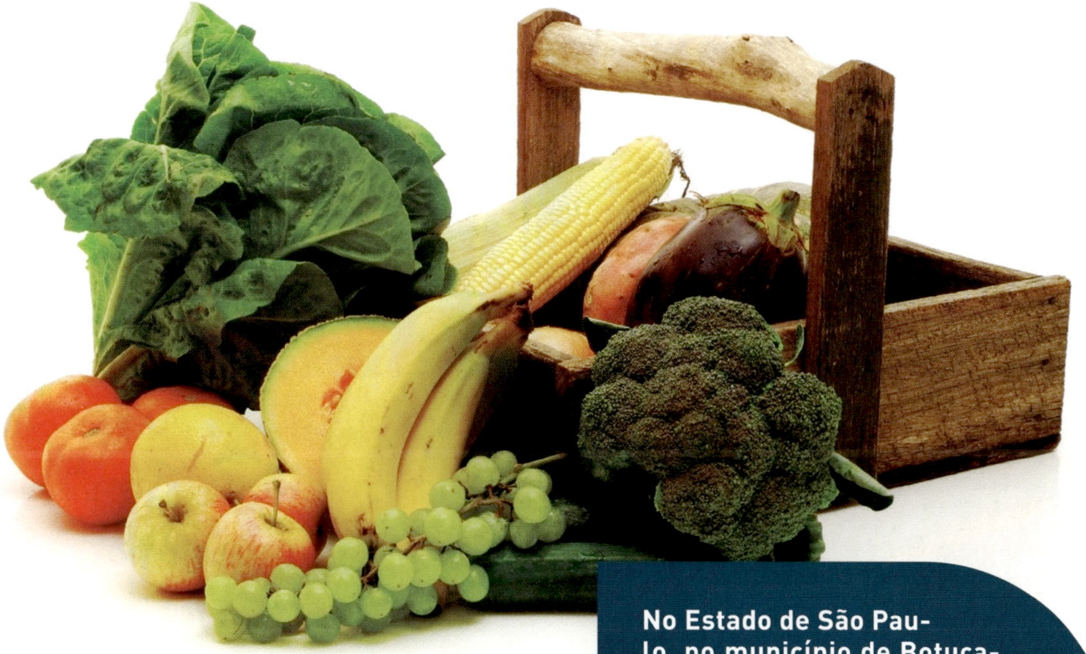

> **“Evite comida contendo nomes que você não consiga pronunciar.”**

No Estado de São Paulo, no município de Botucatu encontra-se uma importante estância, cuja missão é “criar uma alternativa de vida baseada na produção de alimentos biodinâmicos, desenvolvendo uma nova relação com a posse da terra, e contribuindo através da prática, experimentação e demonstração para a educação no campo”. A Demétria, como é chamada, é o berço da Agricultura Biodinâmica no Brasil.

1 As ecovilas são parte de um modelo de assentamento humano sustentável. Ou seja, comunidades urbanas ou rurais onde pessoas vivem em harmonia com a natureza e com um estilo de vida o mais sustentável possível. A partir de 1998, as ecovilas consagraram-se então como uma das 100 melhores práticas para o desenvolvimento sustentável, nomeadas oficialmente através de uma lista da ONU.

Cirurgia Plástica sem mistérios

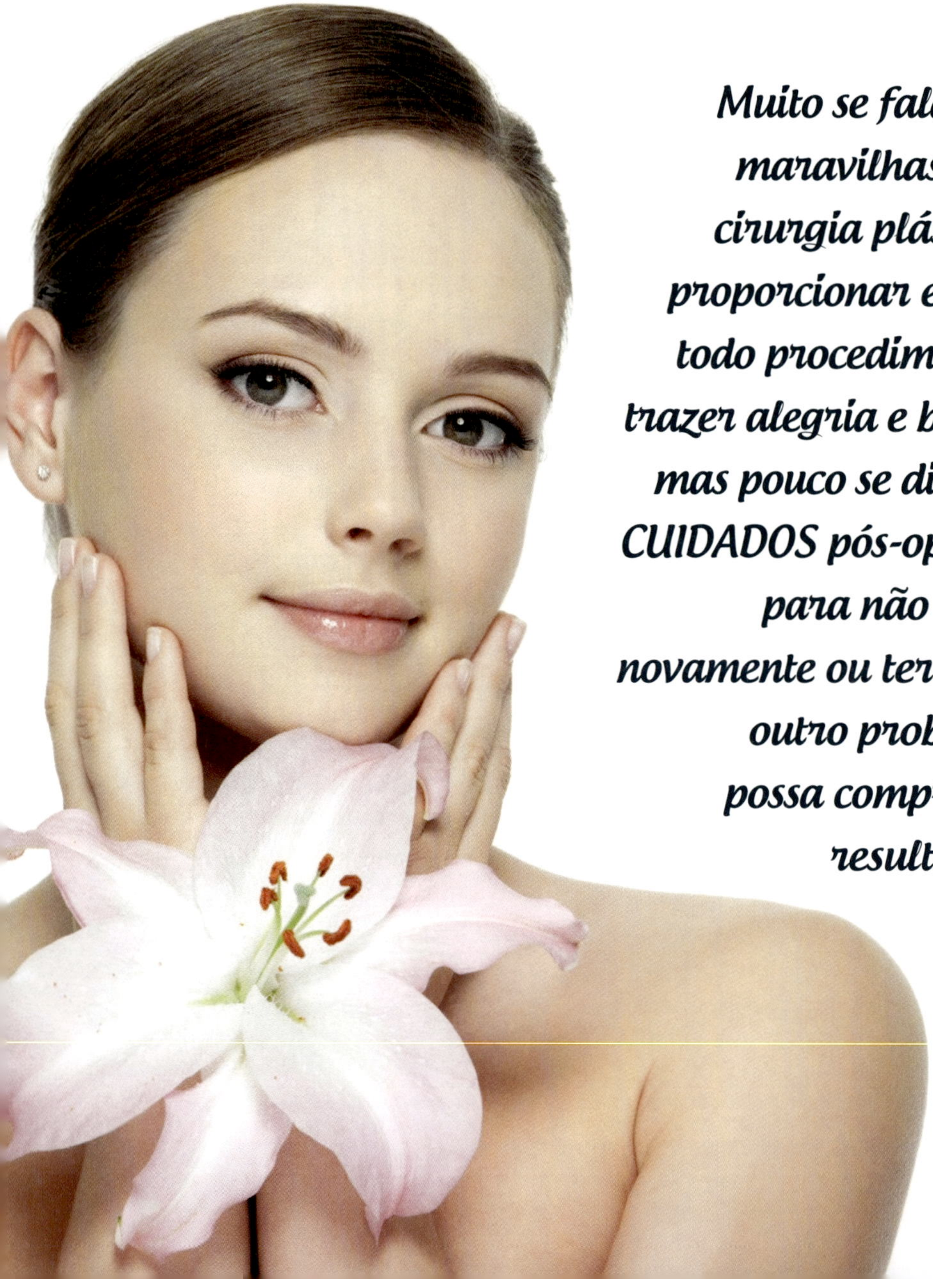

Muito se fala sobre as maravilhas que uma cirurgia plástica pode proporcionar e o quanto todo procedimento pode trazer alegria e bem-estar, mas pouco se diz sobre os CUIDADOS pós-operatórios para não engordar novamente ou ter qualquer outro problema que possa comprometer o resultado final.

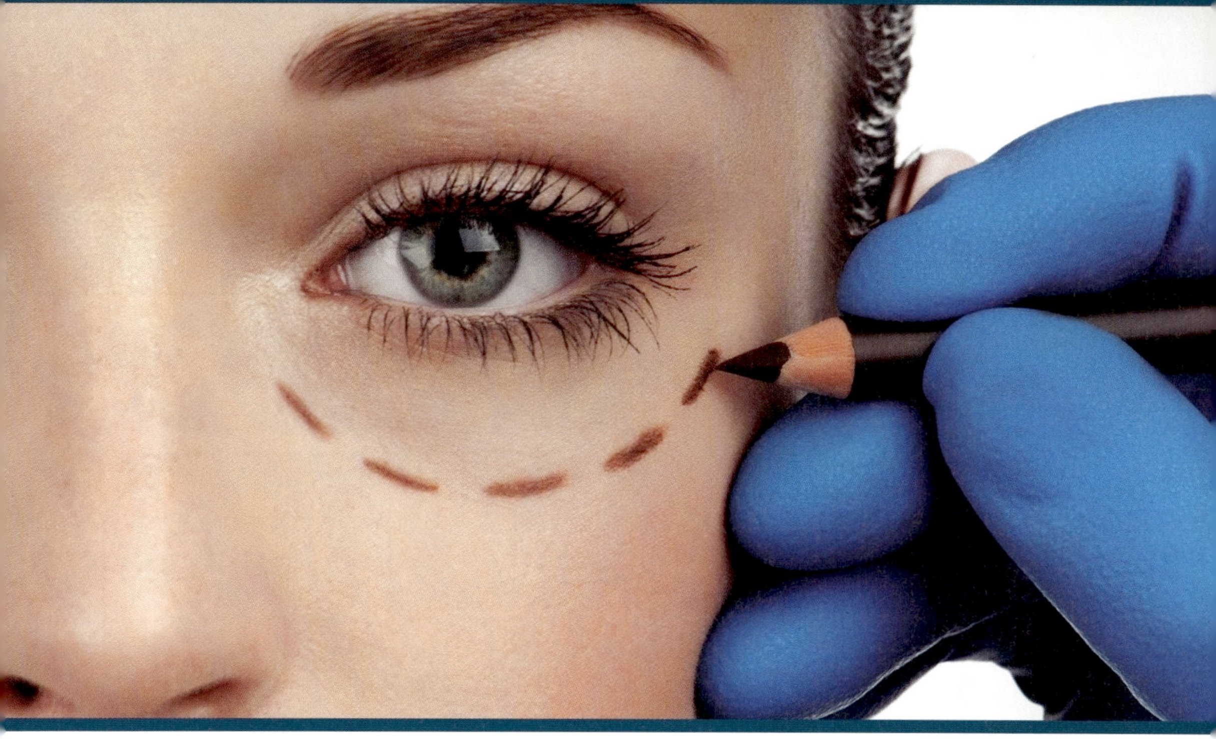

Para nos falar sobre isso encontramos com a **Dra. Lerízia Carvalho de Miranda** – cirurgiã plástica – apaixonada pelos resultados incríveis que uma intervenção produz. Autoestima elevada e alto-astral podem ser decisivos para iniciar uma dieta, mas também podem ser determinantes após uma dieta de sucesso. Isso cria um circulo vicioso e saudável em torno da paciente. Mas o importante mesmo para o emagrecimento ou a manutenção do peso é buscar estímulo e fazer as escolhas certas na medida certa!

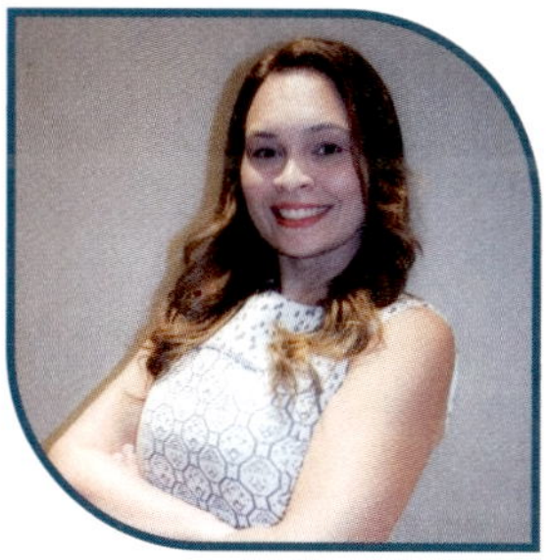

» foto **Adelice Santos**

Dra. Lerízia C. Miranda
Cirurgiã-plástica

A cirurgia de contorno corporal favorece a perda de peso?

Dra. Lerízia: *Sim e não, aliás, para começar é preciso ter a consciência que a lipoaspiração e a abdominoplastia não são cirurgias emagrecedoras e sim destinadas a remover gorduras localizadas, excesso de pele e/ou flacidez.*

Então, para o sucesso é preciso emagrecer?

Dra. Lerízia: *Mais uma vez, sim e não, pois é necessário que a paciente esteja o mais próximo possível do seu peso ideal.*

> **"Nas pós-cirurgias abdominais, no caso de ganho de peso, áreas como braços, bumbum e coxas costumam aumentar primeiro de tamanho."**

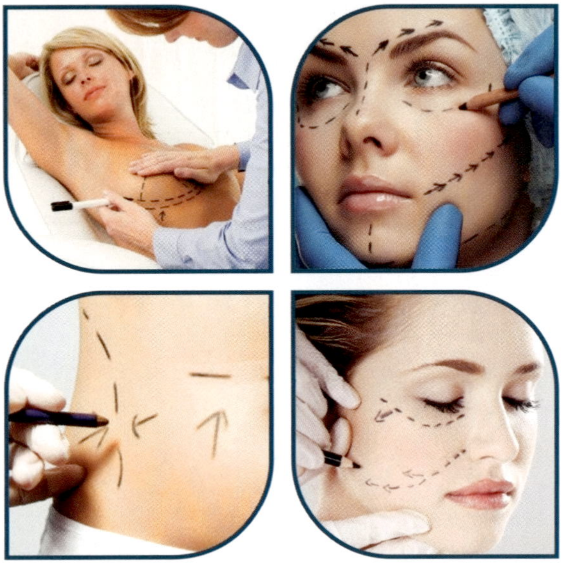

O que é preciso fazer após uma cirurgia para não ganhar peso?

Dra. Lerízia: *Após uma cirurgia para melhorar o contorno corporal o que menos se quer é ganhar peso!*

Quando os cuidados devem começar?

Dra. Lerízia: *Os cuidados devem iniciar no pré-operatório, para eliminar os quilos a mais. Isso apenas deverá ser mantido no pós-operatório. As recomendações são as mesmas de quem não fez cirurgia, porém, deve-se ficar mais atenta ao ganho de peso, pois o aumento das medidas na área operada demora um pouco mais para ser notado, devido à retirada de parte das células gordurosas.*

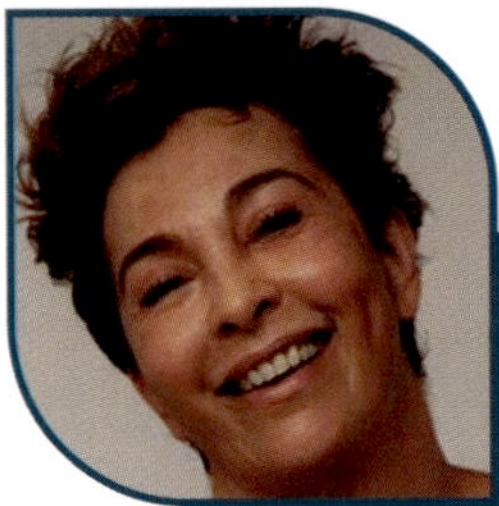

» foto Divulgação arquivo pessoal

Vida Vlatt

"Chocolates — nada mais gostoso e de imediata solução. Ele e tudo que o envolve é uma delícia, não tem como não sorrir."

Existem áreas mais problemáticas?

Dra. Lerízia: *Sim, áreas como braços, bumbum e coxas costumam aumentar primeiro de tamanho, no caso de ganho de peso após cirurgias abdominais.*

Uma dieta pode ajudar?

Dra. Lerízia: *Sim, uma dieta saudável, balanceada, sem exageros, assim como a prática de exercícios físicos são os itens fundamentais pra quem quer manter o peso e o resultado da cirurgia plástica. Mas o mais importante que a mudança física, é a mudança de comportamento e de hábitos de uma maneira geral e duradoura. Seguir as orientações do cirurgião plástico e do nutricionista é imprescindível.*

Existe algum tipo de alimento que estimula a felicidade e não engorda?

Dra. Lerízia: *Sim! Existe uma relação estreita entre a alimentação e as emoções. É comum a gente observar uma sensação de bem-estar, prazer ou até a melhora do humor após comer. Isso acontece porque determinados alimentos são capazes de estimular a produção de substâncias responsáveis pelas sensações, os neurotransmissores.*

Poderia nos dar um exemplo?

Dra. Lerízia: *O chocolate vem logo à cabeça quando precisamos melhorar o astral. Mas engana-se quem acha que essa química só acontece com os doces. Outros alimentos, menos calóricos e saudáveis, podem fazer esse papel muito bem. A produção de serotonina, por exemplo,*

"O envelhecimento facial assim como o do corpo pode ser fisiológico ou patológico. Mas estar confiante e feliz ajuda muito em todo processo pós-operatório. Os resultados visíveis são o espelho dos benefícios internos."

Dra. Lerízia C. Miranda

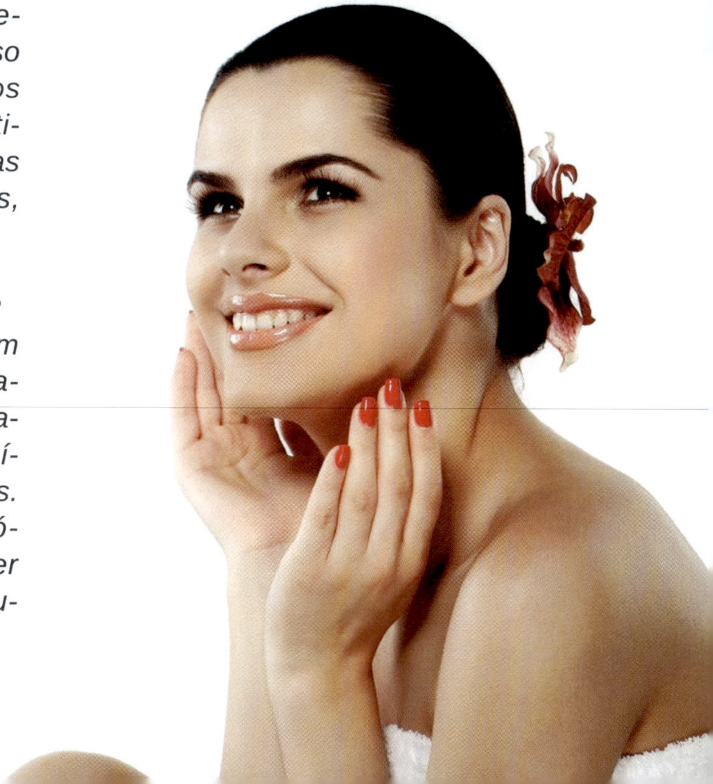

neurotransmissor responsável pelo bom humor, pode ser estimulada por alimentos ricos em tirosina, carboidratos, triptofanos e acido fólico. Dentre eles, chocolate, aveia, banana, brócolis, sementes de girassol e abóbora e alimentos protéicos, como carne, ovos e feijão.

Existem alimentos que nos deixam mais eufóricos e menos estressados?

Dra. Lerízia: *Sim, as endorfinas, que produzem sensação de euforia e bem-estar, são estimuladas com o chocolate e a pimenta. As castanhas, os peixes e frutos do mar, podem ajudar na diminuição do estresse e do cansaço, por conter selênio, um importante antioxidante. Ainda podemos contar com os efeitos antidepressivos e calmantes do espinafre e outras folhas verde-escuras e da alface.*

"O chocolate e a pimenta são alimentos que estimulam as endorfinas, que produzem sensação de euforia e bem-estar."

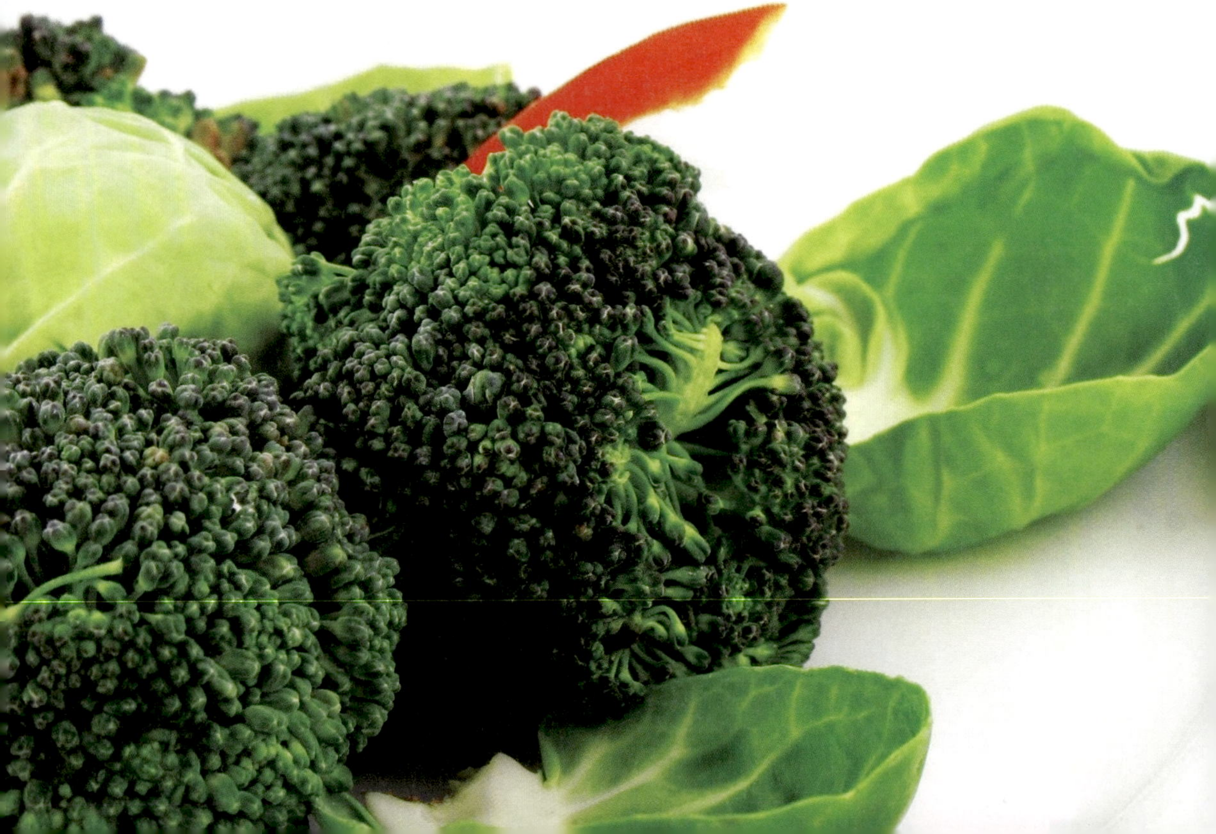

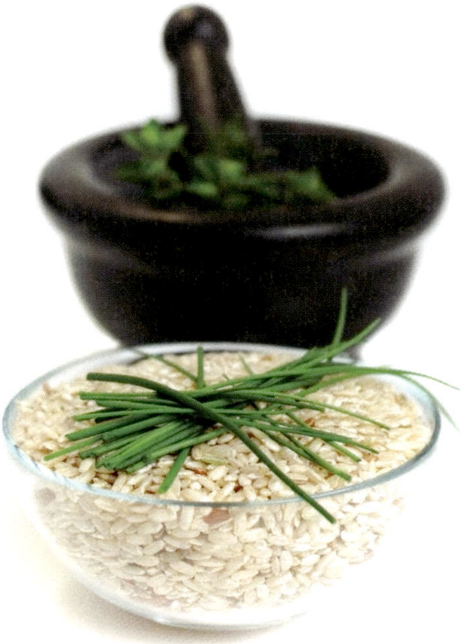

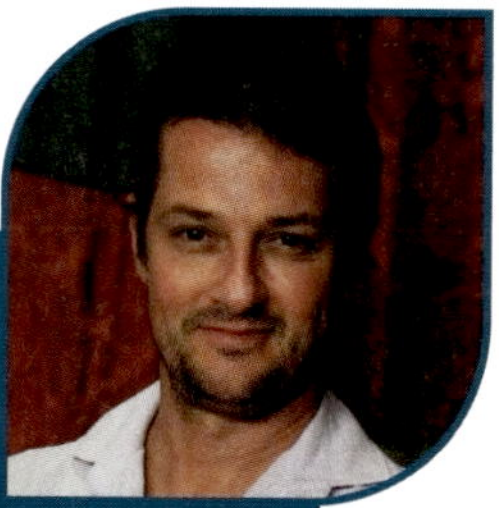

Marcelo Serrado

"Antes de fazer rir, e de rir também, como sempre uma salada de frutas leve e tomo uma água de coco fresquinha."

Sentir-se feliz ajuda a emagrecer?

Dra. Lerízia: *Sem dúvida, estar feliz da vida já afasta muito a vontade de enfiar o pé na jaca e comer até ficar com a consciência pesada. Embora os alimentos consumidos de maneira adequada atuem consideravelmente para a melhora do alto-astral; tudo consumido em excesso ou de maneira inadequada pode gerar desequilíbrio e consequente aumento de peso.*

Existem alimentos emagrecedores, quais?

Dra. Lerízia: *Alguns alimentos têm fama de emagrecedores e podem auxiliar na dieta. Como, por exemplo, os grãos que produzem sensação de saciedade; aveia e arroz integral. Existem vegetais que "queimam" energia por conter menos calorias do que o corpo gasta para digeri-los; como brócolis, couve-flor e abobrinha. Outros podem aumentar o metabolismo e ajudar a gastar energia, como pimenta e gengibre.*

"Aveia e arroz integral são grãos que produzem sensação de saciedade e têm fama de emagrecedores."

» foto Divulgação Morente Forte Comunicações

Saiba por que sorrir sempre será o Melhor Remédio!

Em qualquer momento, “sorrir” pode ser a chave de seu sucesso, e em geral é. Seja em casa, no trabalho ou até na sua saúde e dieta. Pensando nisso, fomos conversar com uma especialista em sorrisos, afinal, ninguém melhor do que a dentista **Ursula Stöckl Simão** para nos dizer as delícias que este simples e especial movimento pode fazer.

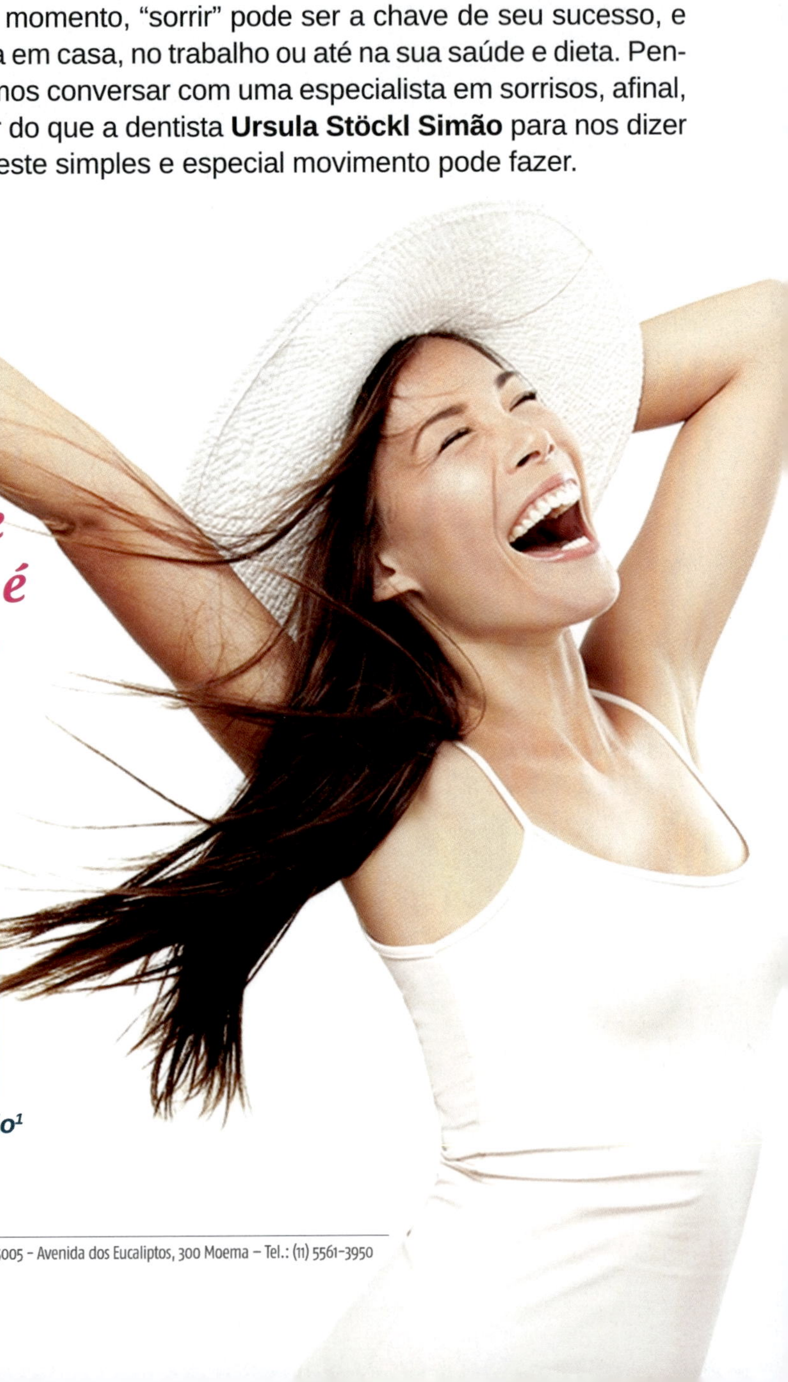

“Ter dentes bonitos e sem problemas é muito assertivo para uma vida tranquila.”

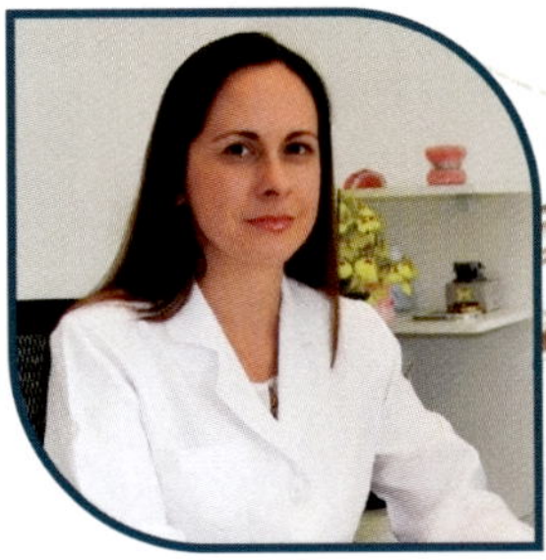

***Dra. Ursula Stöckl Simão**[1]*
Dentista

» foto **Maxsuel Oliveira**

1 Ursula Stöckl Simão - CRO/SP 85005 - Avenida dos Eucaliptos, 300 Moema - Tel.: (11) 5561-3950

Dieta do bom humor: Dentes bonitos ajudam a sorrir e viver melhor?

Ursula Simão: *Sim. Pessoas com dentes nivelados e alinhados têm sua autoestima melhorada e como consequência sorriem mais, de forma mais espontânea e natural. Isso atua diretamente sobre sua vida pessoal e profissional.*

Dieta do bom humor: Por isso cuidar dos dentes é tão importante?

Ursula Simão: *Certamente, afinal cuidar para ter dentes bonitos e sem dores ou problemas é muito assertivo para uma vida tranquila. É você cuidar de fora com o mesmo carinho e atenção como cuida de dentro. Um é reflexo do outro.*

> ***"O sorriso é importante na vida social, pois favorece a autoestima, diminui a dor (pela liberação da endorfina, aumenta a sensação de bem-estar), favorece a circulação sanguínea (diminui a pressão sanguínea) e reduz o estresse. Sorrir é maravilhoso."***

Dra. Ursula Stöckl Simão

RIR É UMA DELÍCIA, DESCUBRA POR QUÊ!

01 *Rir é a melhor terapia*

02 *Rir reduz a depressão*

03 *Melhora a qualidade do sono*

04 *Melhora as dores crônicas*

05 *Rir em conjunto cria laços*

06 *Alivia o stress*

07 *Rir fortalece o sistema imunológico*

08 *Rir anima e dá força extra*

09 *Rir faz amigos*

10 *Pense só em saúde, bem-estar e alegria*

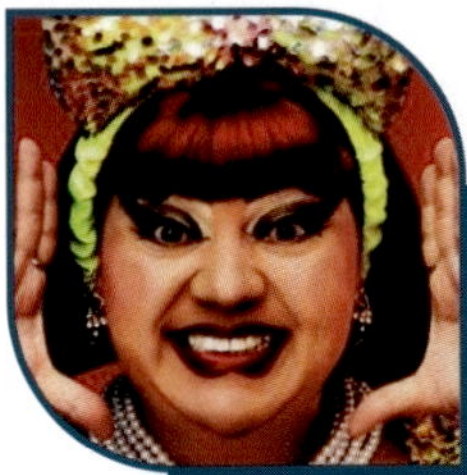

Rosicléia

"O que 'auxilia o bom humor' de uma gordinha é sempre poder comer de tudo... hehehe..., mas o que me deixa muito feliz no calor do Ceará é poder comer uma bela salada de frutas com sorvete! É saudável, com sorvete diet e sem creme de leite!"

> "O movimento de sorrir exercita os músculos faciais, ajudando a emagrecer as linhas da face."

Dieta do bom humor: Sorrir pode ajudar a emagrecer mais rápido?

Ursula Simão: *Localmente, o movimento de sorrir exercita os músculos faciais, ajudando a emagrecer especialmente as linhas da face e as bochechas. Lógico que, dentro do próprio formato do rosto da pessoa. Ou seja, isso não significa que quem tem bochechas grandes ficará com elas pequenas. Também existem exercícios específicos que auxiliam neste processo. E, como todo exercício produz uma queima de calorias, contribui para o emagrecimento. Com certeza, o hábito de sorrir e até gargalhar, associado a bons hábitos alimentares, leva a uma perda de peso e melhora na qualidade de vida.*

Dieta do bom humor: É possível emagrecer com bom humor?

Ursula Simão*: É possível e muito melhor.*

Dieta do bom humor: Qual a sua opinião sobre a importância do sorriso durante o processo de emagrecimento?

Ursula Simão: *O sorriso é muito importante na vida social de uma pessoa, interferindo em alguns aspectos; como já citado, emagrece, favorece a autoestima, diminui a dor (pela liberação da endorfina, aumentando a sensação de bem-estar), favorece a circulação sanguínea (diminui a pressão sanguínea) e reduz o estresse. O sorriso, muitas vezes estabelece laços afetivos entre as pessoas, mostrando satisfação, chega a ser um meio de comunicação. Sorrir é maravilhoso!*

» foto Divulgação arquivo pessoal

Nutrição em dia traz bem-estar e Felicidade!

A nutrição de seu corpo é uma das tarefas mais simples e ao mesmo tempo mais complexas que nos foi confiada. Se comemos tudo que sonhamos, engordamos e com a gordura chegam as doenças e o cansaço. No entanto, se fazemos o contrário e comemos pouco, o corpo sente a falta de vitaminas, sais minerais e água. Ou seja, tudo deve ser dosado e equilibrado.

Segundo a nutricionista **Margarida Selma Lagoa,** manter o equilíbrio corporal com sucesso, seguindo uma reeducação gastronômica, deve levar em conta as leis naturais da alimentação que são: Quantidade, Qualidade e Harmonia, que nos recompensam com Alegria, Bem-estar e Motivação. Quer saber mais? Leia a entrevista a seguir.

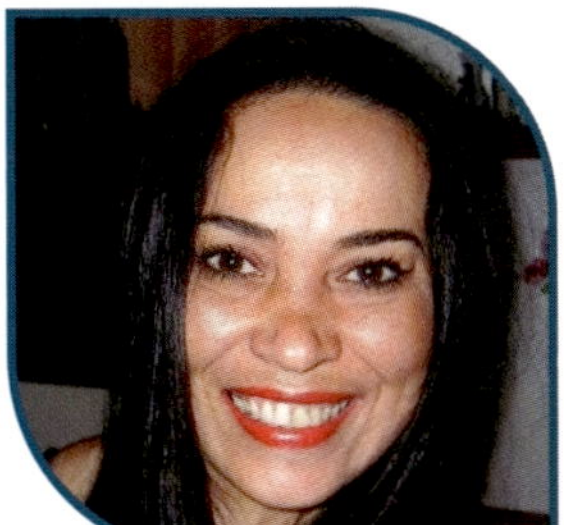

» foto Divulgação arquivo pessoal

Margarida Selma Lagoa[2]
Nutricionista

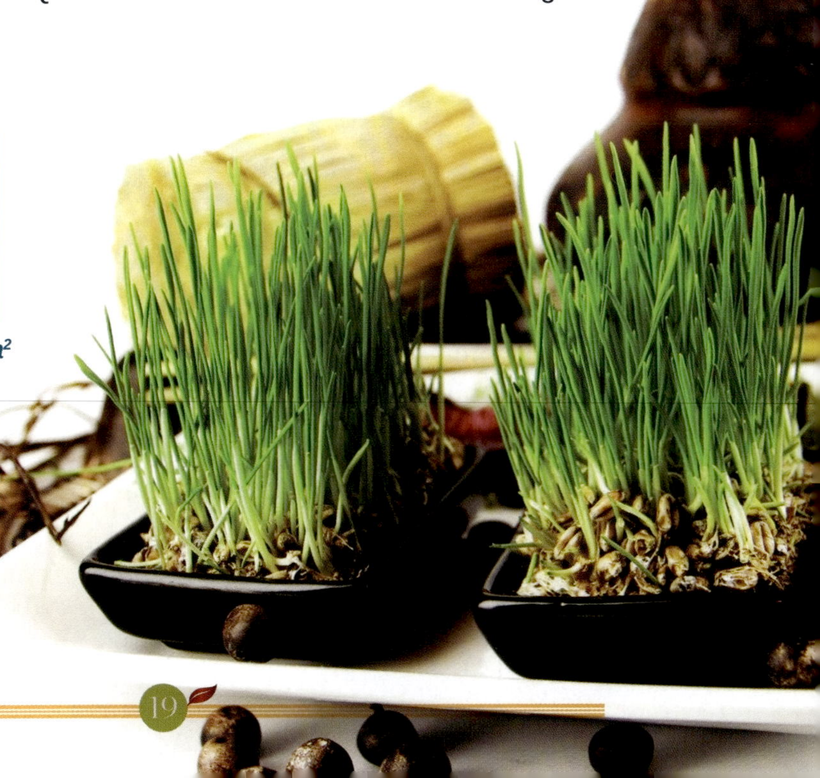

Dieta do bom humor: O que é uma dieta com bom humor?

Margarida S. Lagoa: *Já diz o ditado "Livra-te dos ares que te livrarei dos males" ou seja, pare de sofrer com dietas inadequadas e livre-se dos quilos a mais com uma alimentação equilibrada. Desta forma você emagrece com prazer. Isso é emagrecer com bom humor.*

Dieta do bom humor: Como é esta dieta?

Margarida S. Lagoa: *Para começar, saia do sedentarismo, uma volta no quarteirão, condomínio ou de sua casa já é o suficiente para iniciar. Faça uma reeducação alimentar e ganhe de presente uma melhor qualidade de vida.*

Dieta do bom humor: O que é bom ingerir, o que nos aconselha?

Margarida S. Lagoa: *Vou lhe dar algumas dicas e ensinamentos que valem como um alerta; a vida moderna, os costumes e a falta de conscientização contribuem muito para os maus hábitos alimentares e a maior desculpa da atualidade é o tempo escasso. Por esse motivo as pessoas passam a adquirir novos hábitos errados em sua alimentação e deixam de praticar exercícios ou atividades físicas. Isso acarreta em comodidade e sedentarismo que, futuramente, vão "cobrar esta conta" – pesando na balança só pra iniciar. Mas também comprometendo a saúde.*

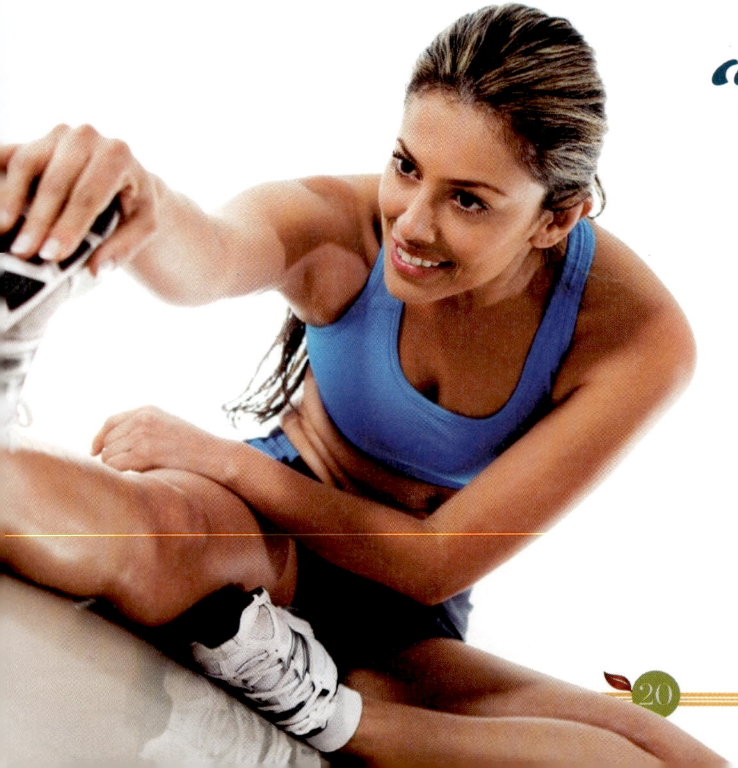

"A vida moderna, os costumes e a falta de conscientização contribuem muito para os maus hábitos alimentares."

Dieta do bom humor: E o que fazer?

Margarida S. Lagoa: *É fundamental que se realize uma reeducação alimentar, "desintoxicando–se" dos males urbanos, ou seja das dietas milagrosas e inadequadas. Por isso, a importância de um profissional de nutrição por perto para orientar de forma adequada sua dieta.*

Dieta do bom humor: O que é uma dieta balanceada?

Margarida S. Lagoa: *Uma dieta balanceada e de baixa caloria contribui para a melhoria da qualidade de vida, deixando seu corpo mais saudável e você mais alegre e leve. Uma alimentação saudável e a prática de atividade física previnem doenças e auxiliam o metabolismo a funcionar na velocidade adequada. Tal sincronismo produz bem-estar e um sentimento de dever cumprido para consigo mesmo. Um sentimento de felicidade.*

Dieta do bom humor: E quando não se tem este equilíbrio, o corpo reclama?

Margarida S. Lagoa: *Quando não temos uma rotina adequada, o organismo interpreta uma forma incorreta como certa e deixa o metabolismo desacelerado, por isso a importância de se adotar uma alimentação saudável e atividades prazerosas para manter o metabolismo*

> **"Uma dieta adequada só traz benefícios visíveis quando o paciente toma para si este compromisso e o assume feliz por estar fazendo o melhor, é a sua certeza de conquista. Alimentar-se bem é emagrecer com prazer e uma garantia de descobertas felizes, experimente você vai adorar."**
>
> **Margarida S. Lagoa**

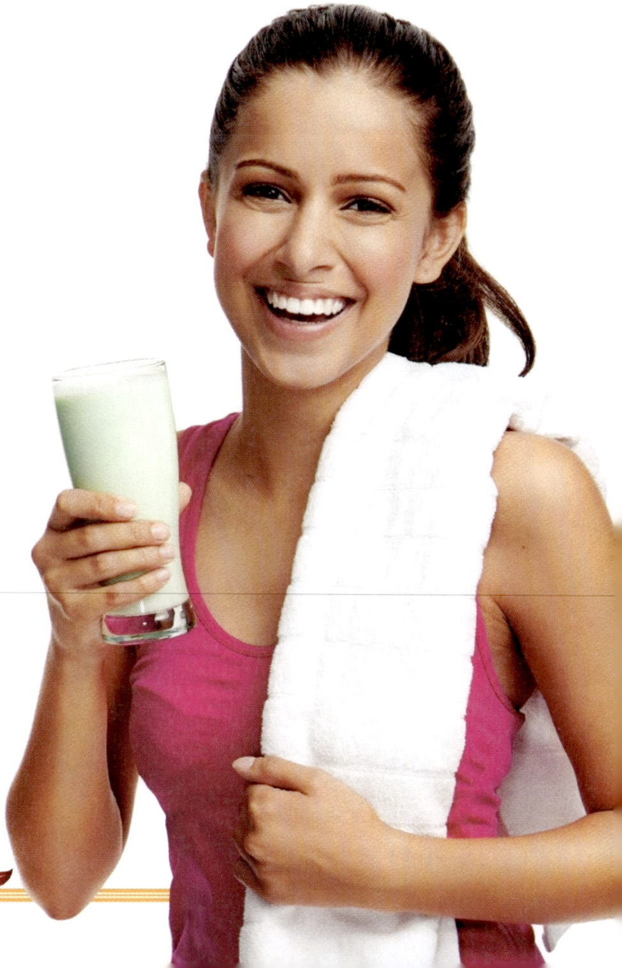

funcionando adequadamente e ressaltando que uma má alimentação traz várias consequências à saúde, como hipertensão, doenças cardiovasculares, obesidade, diabetes e outras doenças, como o mau humor.

Dieta do bom humor: Quais suas dicas para tudo dar certo?

Margarida S. Lagoa: *Para tudo dar certo, minhas dicas são:*

- *Alimente-se de 3 em 3 horas com pequenos lanches (frutas, barra de cereais, alimentos integrais, fibras, suco etc.).*
- *Uma vez incluídos em sua rotina alimentar você passará a ter saciedade e menos interesse em comer bobagens ou exceder nos carboidratos, doces etc.*
- *Dê sempre muita importância aos alimentos ricos em fibras e produtos integrais.*
- *Não se esqueça das frutas secas e sementes oleaginosas que são recomendadas em pequenas porções diárias por serem ricas em ácidos graxos insaturados.*
- *Mas lembre-se: em excesso podem engordar, por serem calóricas.*
- *Gorduras devem ser evitadas, prefira sempre o azeite, item importante em nossa alimentação. Controlar a quantidade do alimento é essencial para seu sucesso.*
- *Exemplo: chocolate meio amargo com 70% de cacau em pequena quantidade é perfeito para a saúde e alegra o espírito.*
- *Não esqueça: água de 6 a 8 copos de 200 ml por dia, preferencialmente nos intervalos das refeições.*
- *Durante a refeição, a água pode atrapalhar a digestão, diluindo o suco gástrico que deverá ser mais forte, podendo comprometer a digestão. Este problema pode ocasionar indigestão, gases e deficiência na absorção de ferro, cálcio, zinco e vitamina B12.*
- *Ficar em jejum* **NEM PENSAR.** *O correto é uma alimentação colorida, gostosa, nutritiva e saudável para ser feliz.*

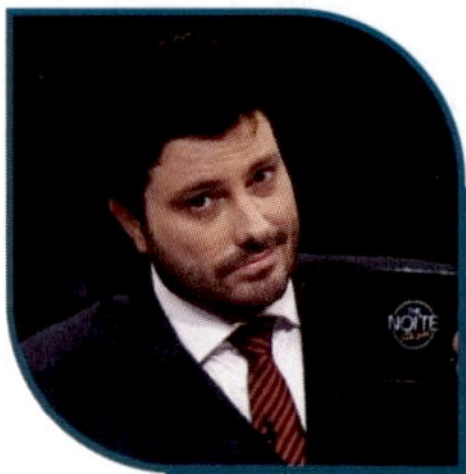

Danilo Gentili

"Fico de bom humor comendo pizza, só de sentir o cheirinho já me sinto melhor, é uma alegria para todos os sentidos.... kkkk. Por outro lado, não sou muito de dieta, mas de uns tempos para cá presto mais atenção ao que como, para não exagerar e manter o humor."

» foto Divulgação/SBT

2 Nutricionista – CRN: 8754 – desde 1988 – Universidade São Camilo e FAAP.

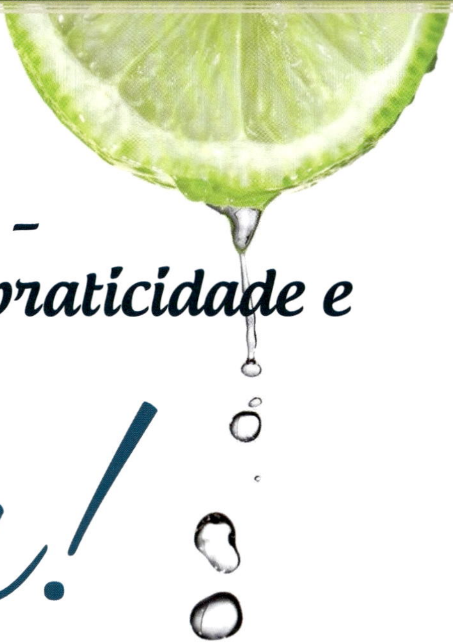

Dicas de alimentação – Menos caloria, mais praticidade e Sabor!

- A salada de soja fica muito mais gostosa se feita com atum natural, tomate, queijo de búfala, agrião, alface, cebola, nozes e salsinha.
- Preparações proteicas como bife, filé de peixe e/ou frango grelhados não precisam de óleo para ser feitos por terem gordura natural.
- Use no tempero sempre ervas naturais, salsinha, cebola, coentro etc.
- Coma sem sofrimento.
- Exclua o máximo possível, de seu cardápio, carboidratos e gorduras.
- Lembre-se: Privar o organismo de calorias pode gerar estresse e desequilíbrio metabólico causando cansaço, hipoglicemia, queda de cabelo, alterações de humor e outros desconfortos e doenças como alterações no ciclo menstrual.
- Fazer uma dieta não requer sacrifícios.
- Cada dieta é diferente da outra, pois deve atender às necessidades específicas de cada organismo e tipo de vida.
- Faça seu cardápio diário com alimentos nutritivos e saborosos para ter saúde e bem-estar.
- Desvendar os segredos de uma dieta prazerosa é obter hábitos saudáveis.
- Inclua em seu dia os 3 elos do prazer ao se alimentar: **Equilíbrio, Proporção e Harmonia.**

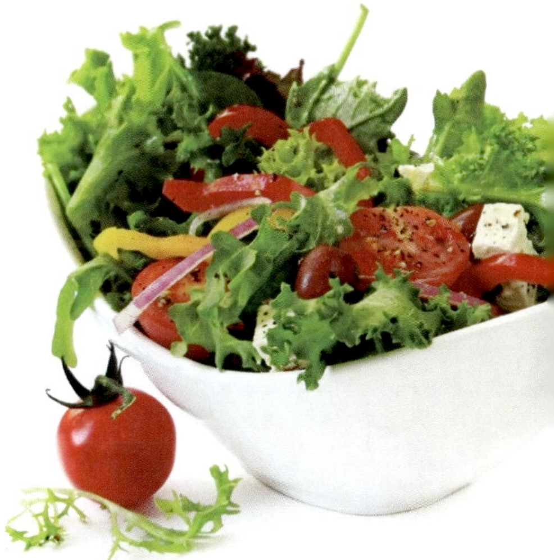

> "Tenha prazer de fazer uma dieta com mais confiança e bem-estar."

Capítulo
2

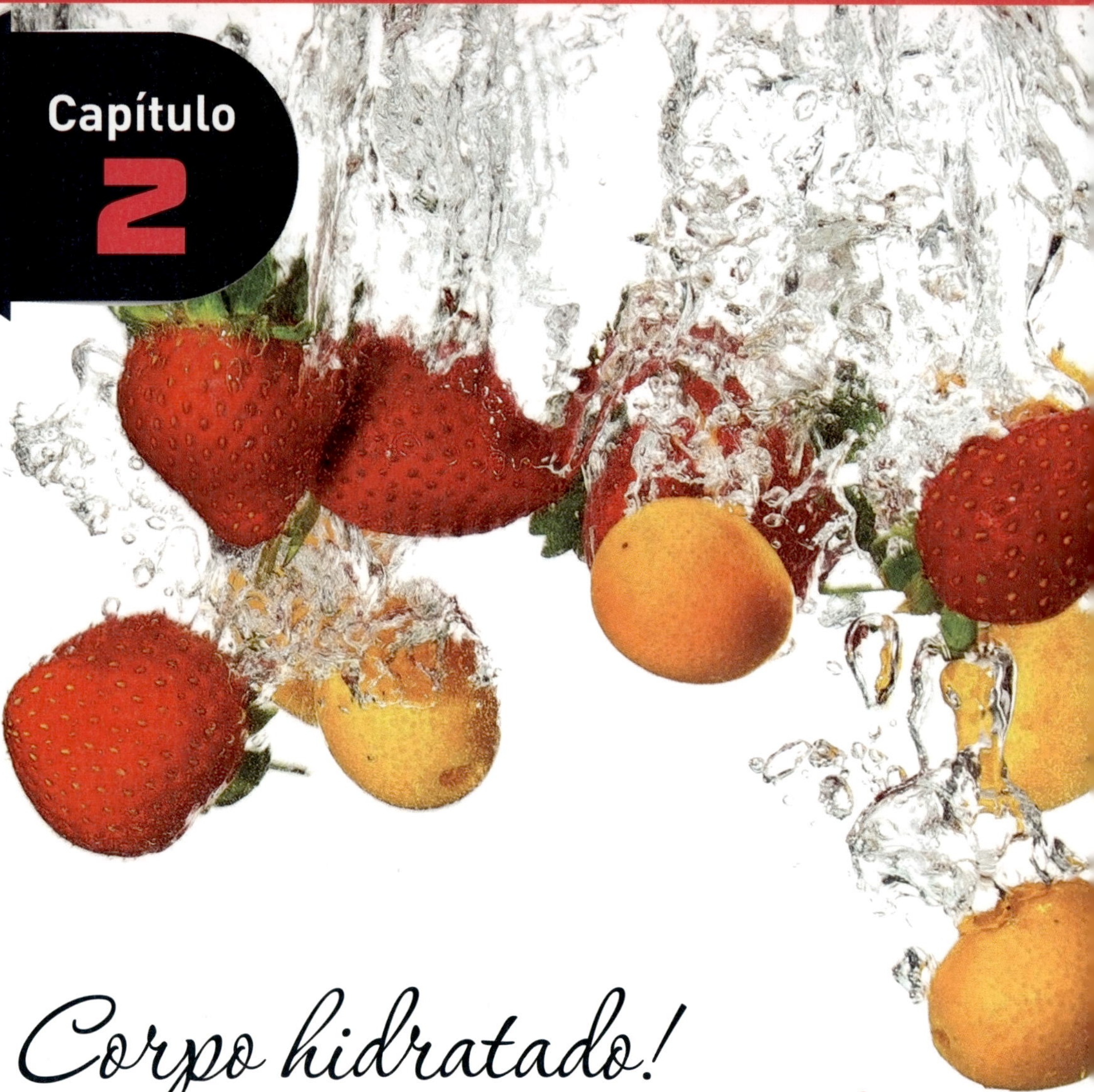

Corpo hidratado! Corpo Feliz!

Nosso corpo é constituído por cerca de 70 a 75% de água. Livre de calorias, ela é essencial para a manutenção da beleza e para o bom funcionamento do organismo.

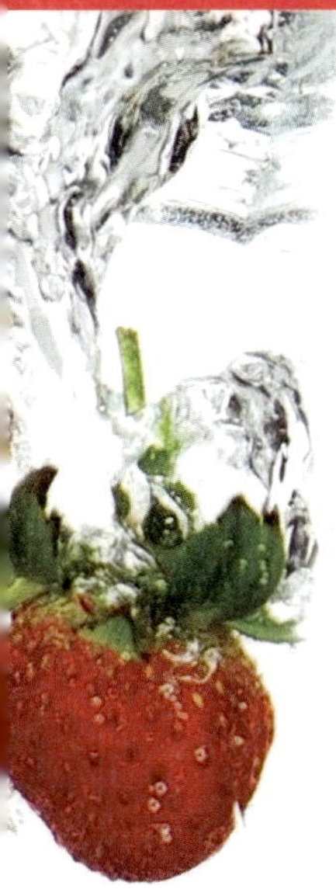

“Lembre-se que a quantidade adequada de água recomendada para manter uma boa saúde é de pelo menos oito a dez copos por dia.”

A água faz com que as pessoas se sintam bem e melhora o nível de energia, fundamental para o seu corpo estar ativo e num estado de funcionamento adequado. Assim, estímulos positivos são enviados para o seu sistema nervoso central, acionando mecanismos que auxiliam as pessoas a sentirem-se felizes, o que aumenta a produtividade no trabalho e em diversas outras tarefas diárias, além de contribuir para a melhora das relações pessoais.

A água também pode contribuir para uma boa dieta quando o objetivo do indivíduo for a perda de peso. Quando bebemos água, nosso estômago fica cheio, o que nos faz perder consideravelmente o apetite, ou seja, a água ocupa espaço do excedente de comida.

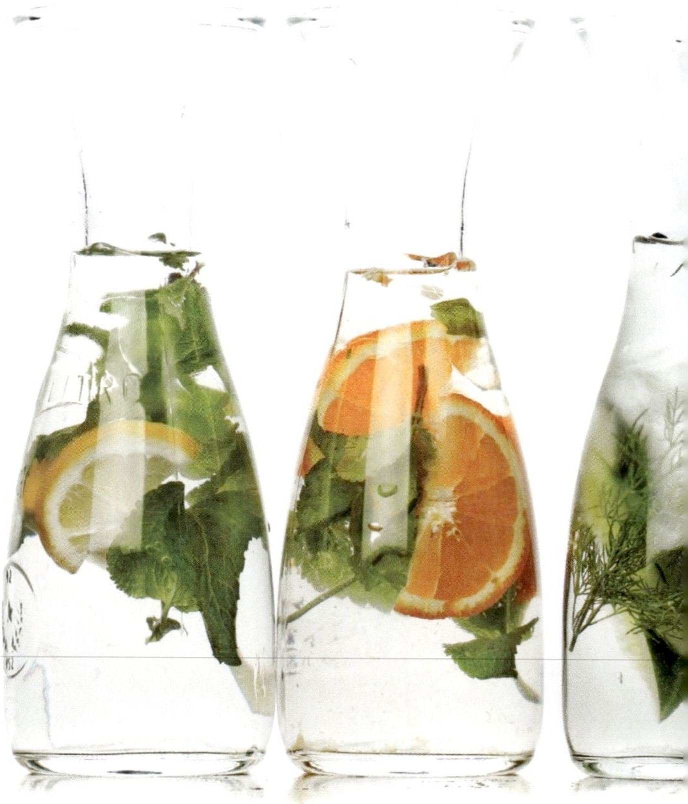

Ela também nos ajuda a eliminar os subprodutos da gordura, o que auxilia a perda de peso. Também sempre é bom lembrar que o consumo de água é extremamente benéfico para os rins que, sem ela, não trabalham de forma adequada. Aliás, há estudos que buscam relacionar o problema de pedras nos rins à falta de consumo de água.

Algo importante a ser dito sobre a água é que ela não contém calorias, gorduras, carboidratos e nem açúcar. No mundo moderno, as pessoas se habituaram ao consumo de refrigerantes, sucos e bebidas doces de modo geral. O consumo de água, contudo, é parte vital do processo de quem quer ter o corpo saudável e quem pretende emagrecer. As pessoas devem buscar substituir em doses cada vez maiores o consumo de beberagens com alto teor calórico, como álcool, bebidas gasosas e refrigerantes açucarados – todos causadores de aumento de peso – por aquele que é simplesmente o líquido mais saudável que existe.

Por isso, beba água!

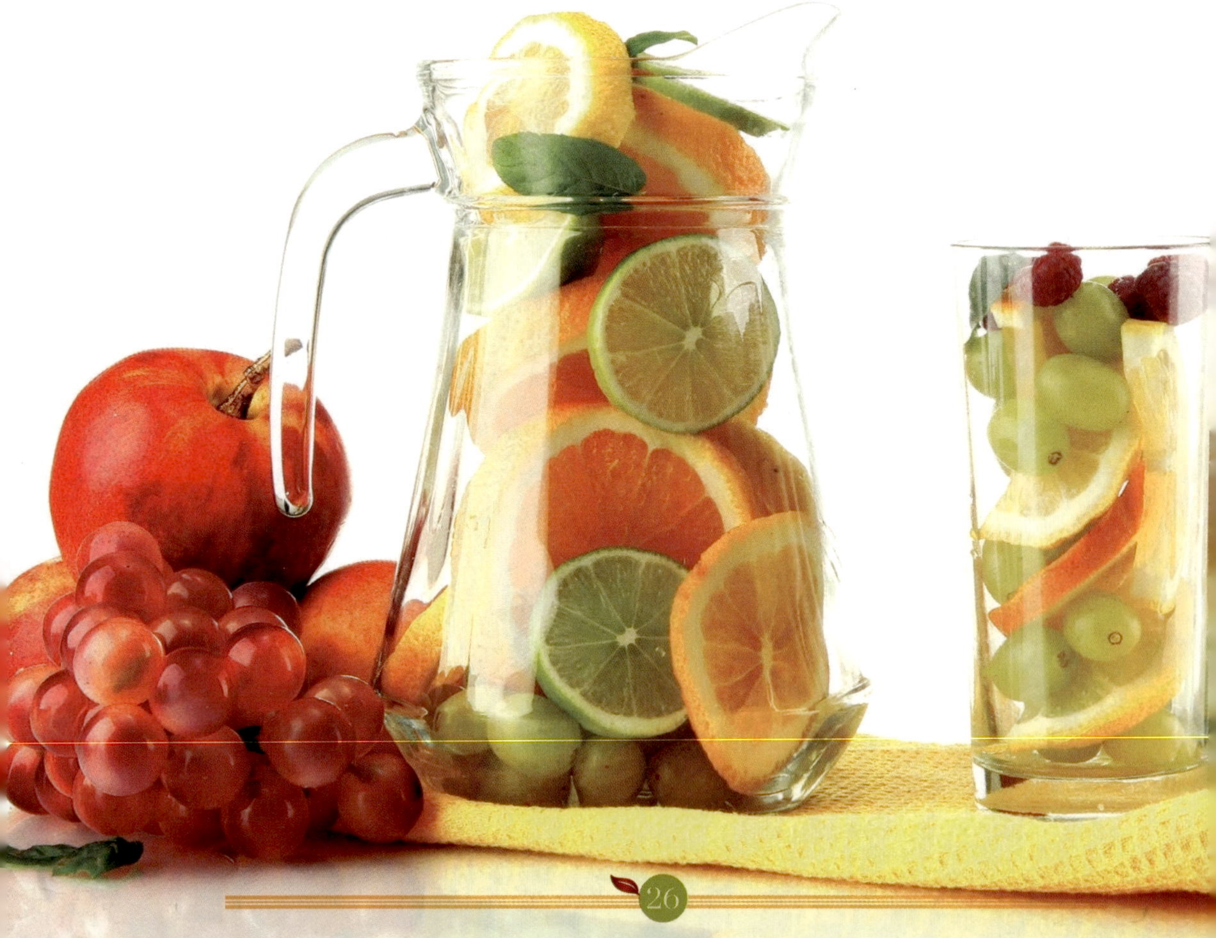

Água de Coco!

Tomar água de coco com frequência é uma opção inteligente, pois além de refrescante e deliciosa, a água de coco é rica em sais minerais e nutrientes. Você sabia que em 100 ml, a bebida apresenta cerca de 250 mg de potássio, a porcentagem total das necessidades diárias de consumo desse mineral (o mesmo equivalente encontrado em quatro bananas) e 105 mg de sódio que é a metade do valor recomendado por dia? Ela também contém outros minerais significativos, como o cálcio, magnésio e vitamina C. É considerada um isotônico natural, ideal para repor os líquidos e os sais minerais perdidos pelo corpo através do suor durante a prática de atividades físicas.

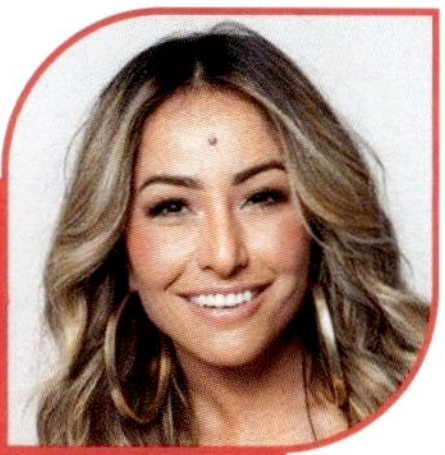

» foto Divulgação /Edu Moraes/ Rede Record

Sabrina Sato

Sabrina alimenta-se com muita cautela e foco, instruída pelos profissionais que a acompanham. Suas refeições são à base de grãos integrais, leite desnatado, frutas, verduras e legumes, carnes, aves e peixes magros, e revela: "É verdade..., como até me sentir satisfeita, só evito feijão, grão-de-bico, couve e brócolis, para não me se sentir estufada."

Há estudos que dizem que a água de coco ajuda a prevenir o câncer, fortalece o sistema imunológico, é boa para o coração e é altamente digestiva. Uma história interessante sobre o consumo do líquido foi contada no programa televisivo *À Prova de Tudo,* em que o apresentador Bear Grylls narra um caso real sobre três crianças que sobreviveram seis dias em uma ilha deserta bebendo apenas água de coco.

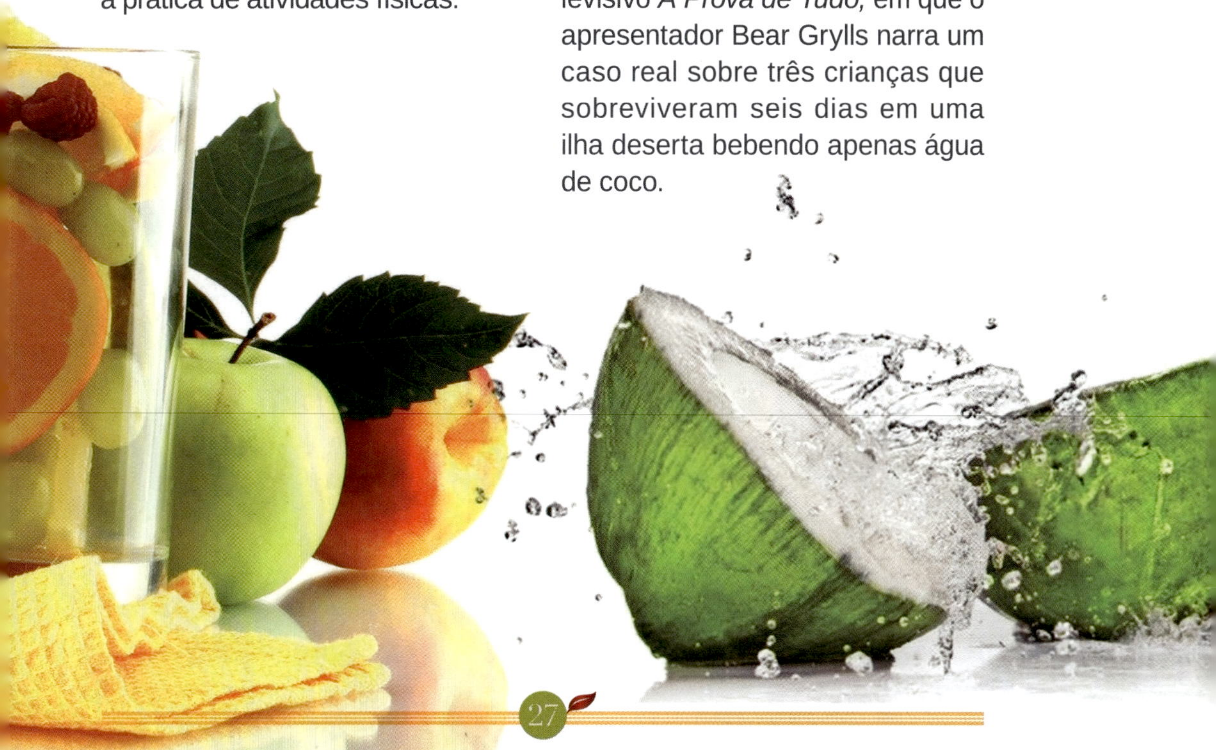

Capítulo

3

Dicas de Alimentos nutritivos que são fontes de Bom Humor!

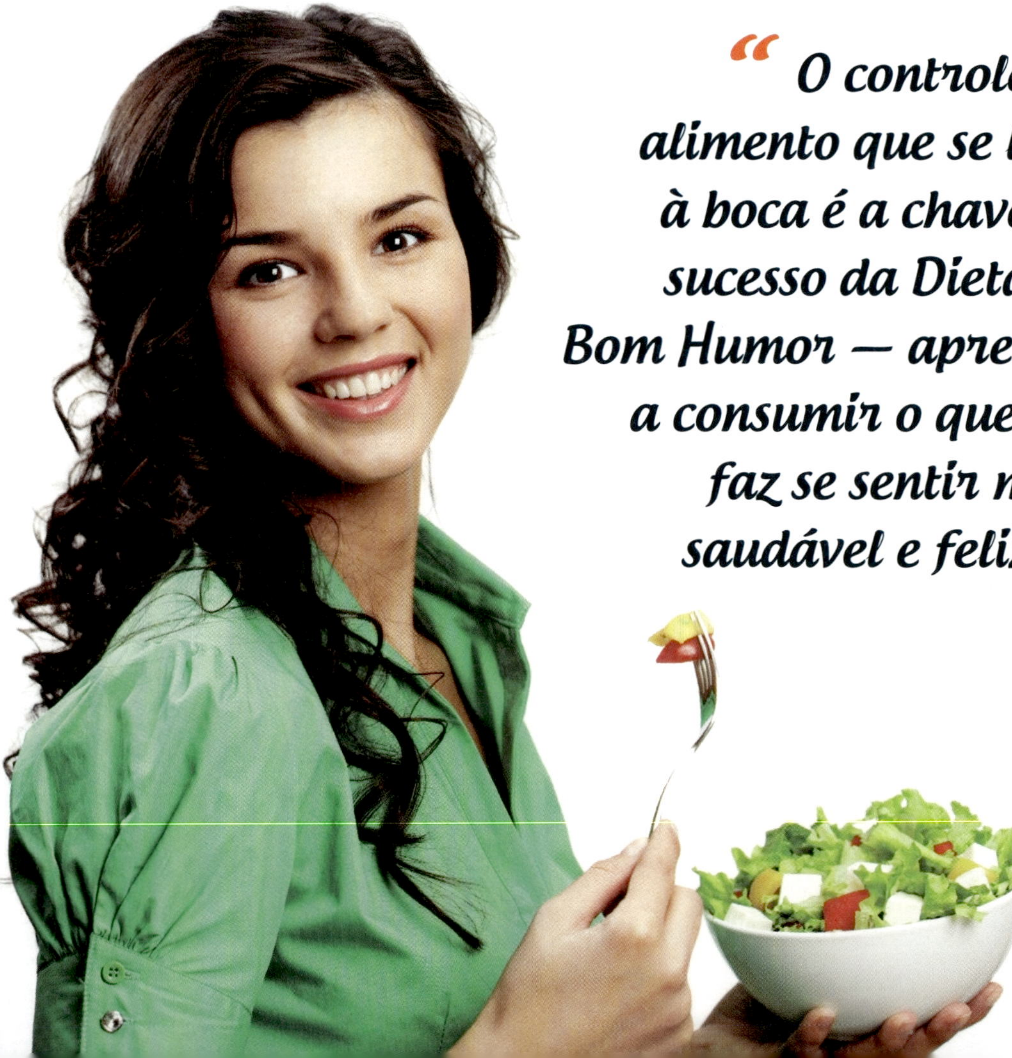

"O controle do alimento que se leva à boca é a chave do sucesso da Dieta do Bom Humor — aprenda a consumir o que lhe faz se sentir mais saudável e feliz!"

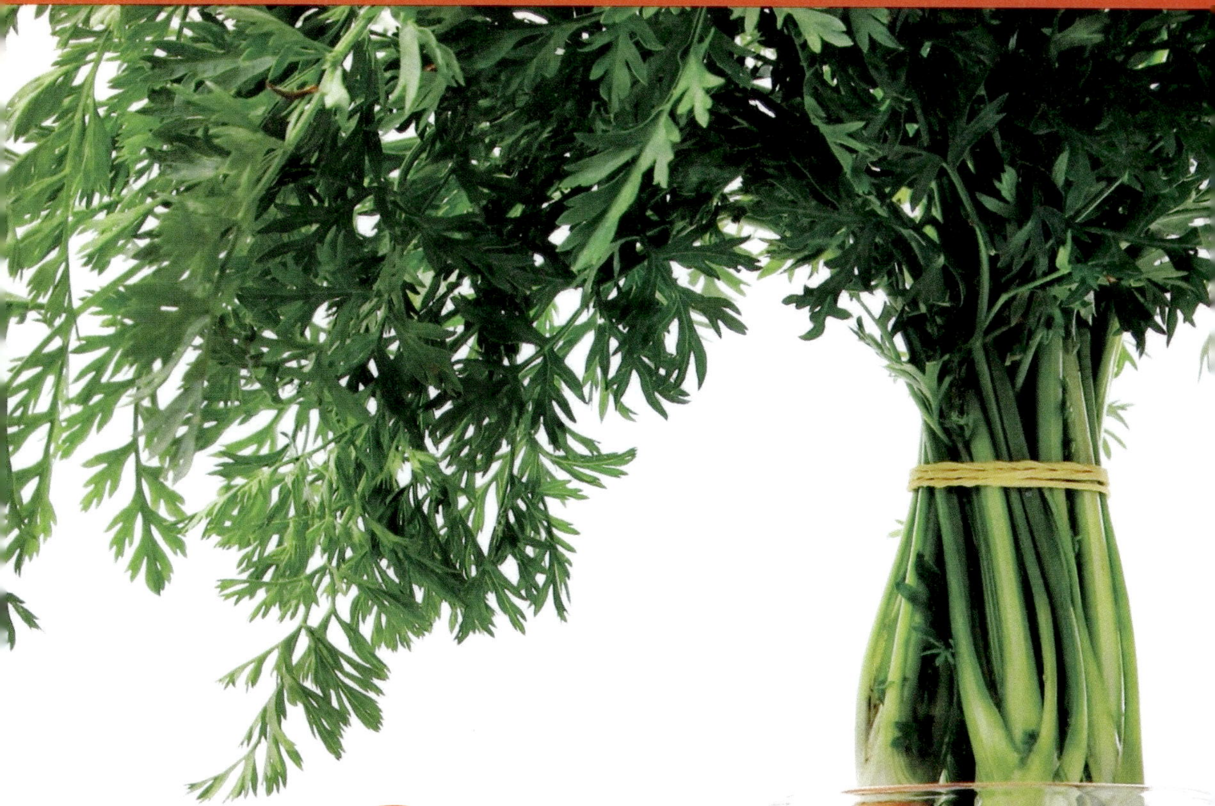

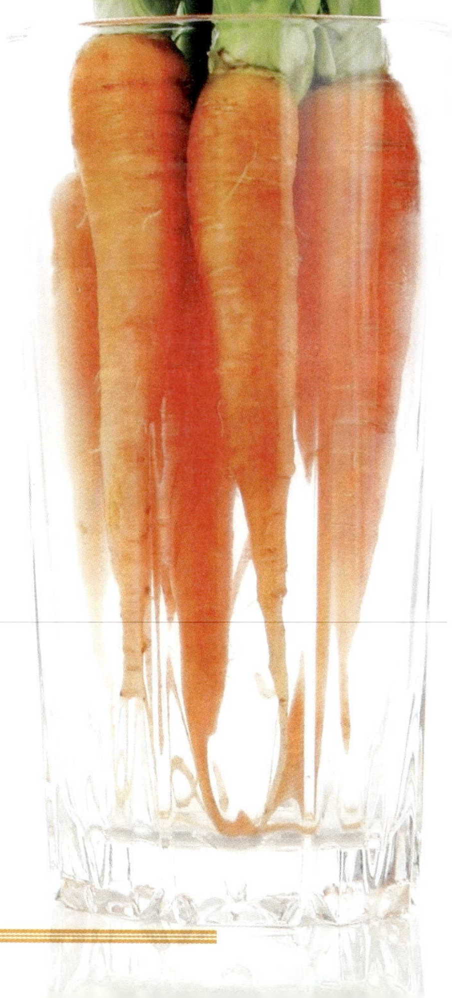

Como mencionado no primeiro capítulo, alguns alimentos contêm princípios ativos que ajudam a melhorar o ânimo se consumidos de maneira equilibrada. Então vamos conhecer algumas dessas delícias que são capazes de nos ajudar a melhorar ou manter o bom astral.

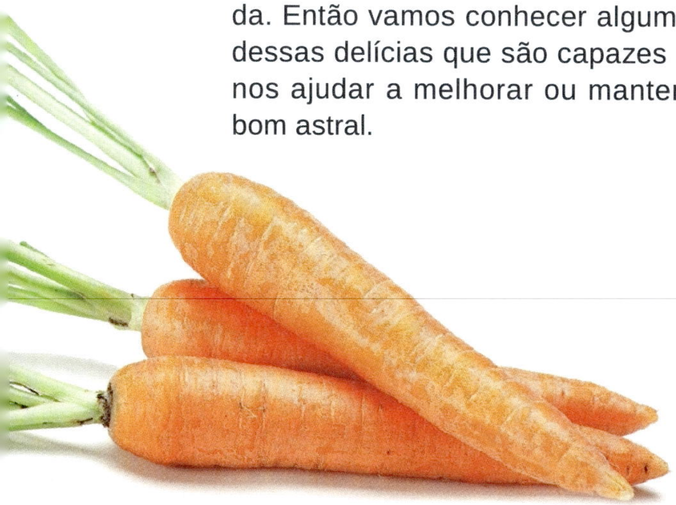

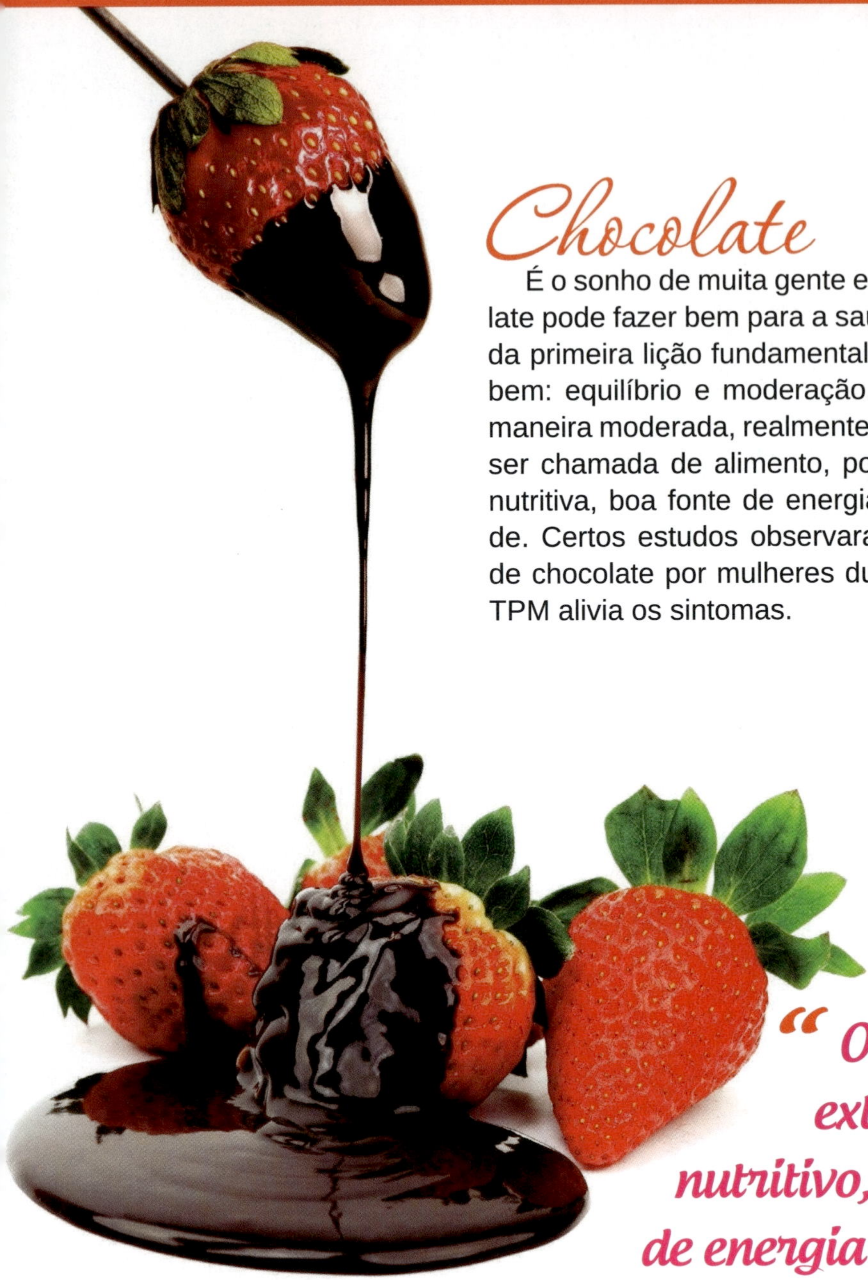

Chocolate

É o sonho de muita gente escutar que o chocolate pode fazer bem para a saúde, mas lembre-se da primeira lição fundamental sobre se alimentar bem: equilíbrio e moderação. Se consumido de maneira moderada, realmente esta tentação pode ser chamada de alimento, pois é extremamente nutritiva, boa fonte de energia e faz bem à saúde. Certos estudos observaram que o consumo de chocolate por mulheres durante o período da TPM alivia os sintomas.

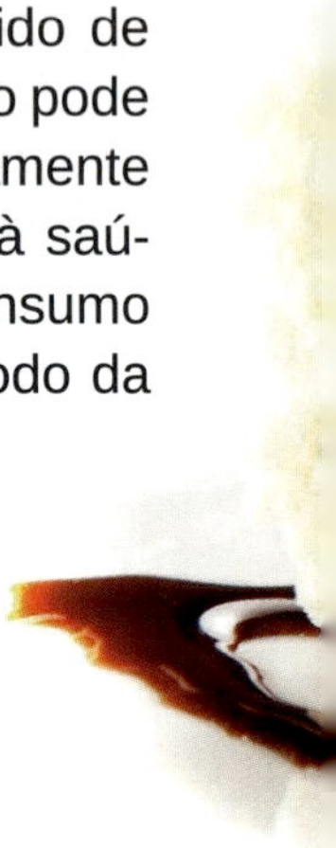

> "O chocolate é extremamente nutritivo, é boa fonte de energia e faz bem à saúde."

Além do açúcar, o chocolate contém tirosina, uma substância que estimula a produção de serotonina, um neurotransmissor que desempenha diversos papéis importantes no organismo. O chocolate também contém minerais importantes como cobre, manganês e magnésio (nutriente deficiente no organismo feminino durante o período pré-menstrual). Ele também induz a produção de endorfina e dopamina, neurotransmissores que são responsáveis pelo relaxamento.

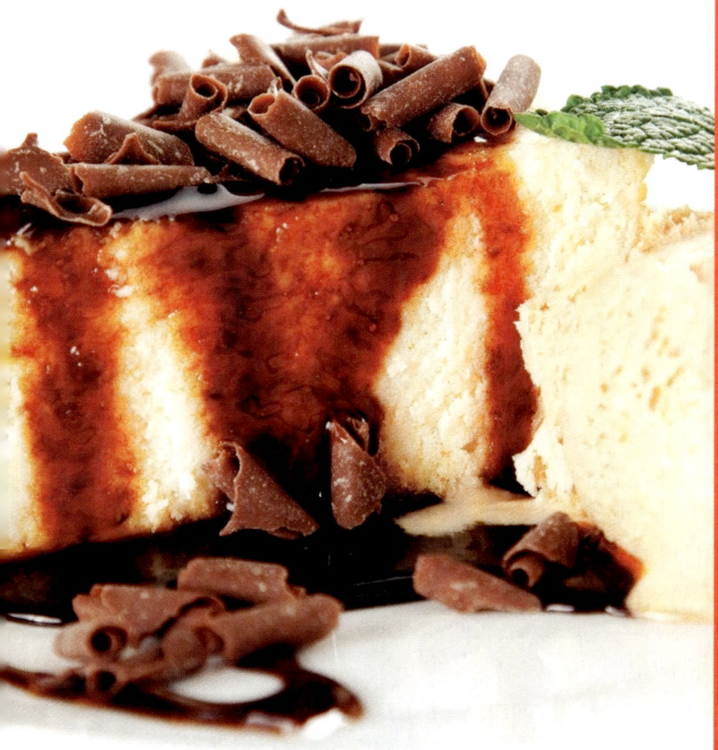

Contrário à crença popular, o consumo moderado de chocolate não engorda, em especial, em se tratando de barras sem recheio, feitas de chocolate meio amargo. Muitas vezes, é justamente o recheio que corresponde à parte menos saudável do chocolate, por isso, recomenda-se o consumo de barras, se possível, que contenham 70% de teor de cacau, por causa do alto poder antioxidante.

"Recomenda-se o consumo de barras de chocolate, com 70% de teor de cacau, de alto poder antioxidante."

CURIOSIDADE

Uma matéria publicada na revista Exame, em março de 2014, mostra que em Washington, nos Estados Unidos, um grupo de pesquisadores da Universidade Estadual da Louisiana descobriu que o chocolate preto reduz o risco de infarto porque tem efeitos anti-inflamatórios. De acordo com o diretor da pesquisa, o cacau em pó contém vários polifenóis e antioxidantes, como catequinas e epicatequinas, além de fibra alimentícia. John Finley, o pesquisador responsável pelo desenvolvimento do trabalho, afirma que quando os componentes do chocolate preto são absorvidos pelo corpo, eles "diminuem a inflamação do tecido cardiovascular e reduzem o risco de infarto em longo prazo".

O mesmo estudo faz um adendo importante dizendo que os benefícios para a saúde do chocolate preto podem ser acentuados se sua ingestão for combinada com a de alimentos prebióticos (carboidratos que se encontram, por exemplo, no alho ou em complementos alimentícios) ou de frutas. Os resultados deste trabalho foram apresentados no 247º Encontro da Sociedade Americana de Química, realizado em Dallas, em março de 2014, e serão publicados na revista *Journal of Agricultural and Food Chemistry*.

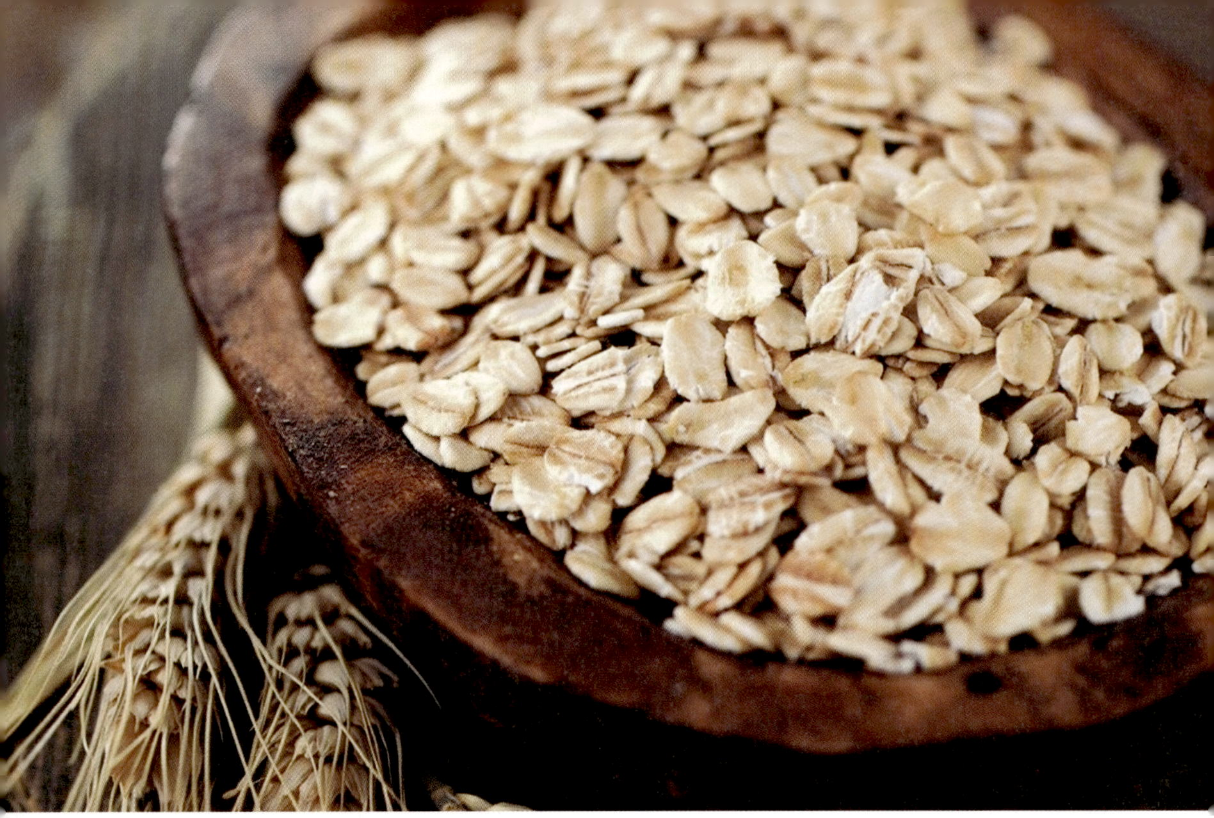

Aveia

A aveia é uma planta cujo gênero é composto por mais de 450 espécies distintas, sendo as mais cultivadas para consumo humano a *Avena sativa* e a *Avena byzantina*. Cereal altamente rico em fibras, ele também contém altas doses de triptofano[1], um aminoácido que além de auxiliar o organismo a liberar a serotonina, também apresenta bons níveis de selênio, que colabora para a produção de energia. A aveia é comumente vendida em forma de farinha, flocos e farelo, e é utilizada no preparo de um sem-número de receitas distintas. Ela também é rica em diversos nutrientes, como magnésio, zinco, ferro, fósforo e cálcio.

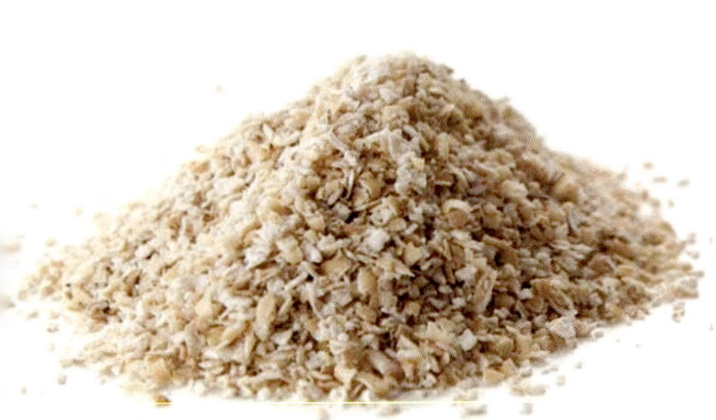

"A aveia é um gênero de planta composto por mais de 450 espécies distintas"

1 O triptofano é um aminoácido essencial, o que significa que nosso organismo não consegue produzi-lo, tendo de ingerir diariamente alimentos para que consiga obtê-lo. Ele ajuda a sintetizar a serotonina, o conhecido "hormônio do prazer", e por isso está associado ao tratamento e prevenção da depressão, ansiedade, auxiliando até mesmo no processo de emagrecimento.

Os principais alimentos ricos em triptofano, além da aveia, são aqueles ricos em proteína como carne, peixe, ovo ou leite e seus derivados. Veja na tabela abaixo alguns exemplos de alimentos ricos em triptofano:

Uma das funções mais importantes do aminoácido triptofano, além de ajudar na formação do hormônio serotonina, é a de facilitar a liberação de componentes energéticos para manter a vitalidade do organismo, de modo a combater os agentes estressantes dos distúrbios do sono.

ALIMENTOS	QUANTIDADE DE TRIPTOFANO EM 100 G
Queijo	7 mg
Amendoim	5,5 mg
Castanha de caju	4,9 mg
Carne de frango	4,9 mg
Ovo	3,8 mg
Ervilha	3,7 mg
Pescada	3,6 mg
Amêndoa	3,5 mg
Abacate	1,1 mg
Couve-flor	0,9 mg
Batata	0,6 mg
Banana	0,3 mg

Frutas

Não é novidade alguma que as frutas devem estar presentes em qualquer cardápio saudável. Além de deliciosas e de existirem numa variedade tal que são capazes de atender aos paladares mais exigentes, as frutas previnem o envelhecimento, doenças como o câncer, osteoporose e males degenerativos. Ainda assim, por mais inconcebível que seja pensar na proposta, o consumo delas no Brasil é pequeno. Menos de 20% da população consome as 400 gramas diárias que a Organização Mundial da Saúde recomenda.

Para deixar o consumo ainda mais atrativo, listamos a seguir algumas das frutas mais saborosas e nutritivas, e também algumas receitas deliciosas e fáceis de serem feitas.

> "Menos de 20% da população brasileira consome as 400 gramas diárias de frutas que a OMS recomenda."

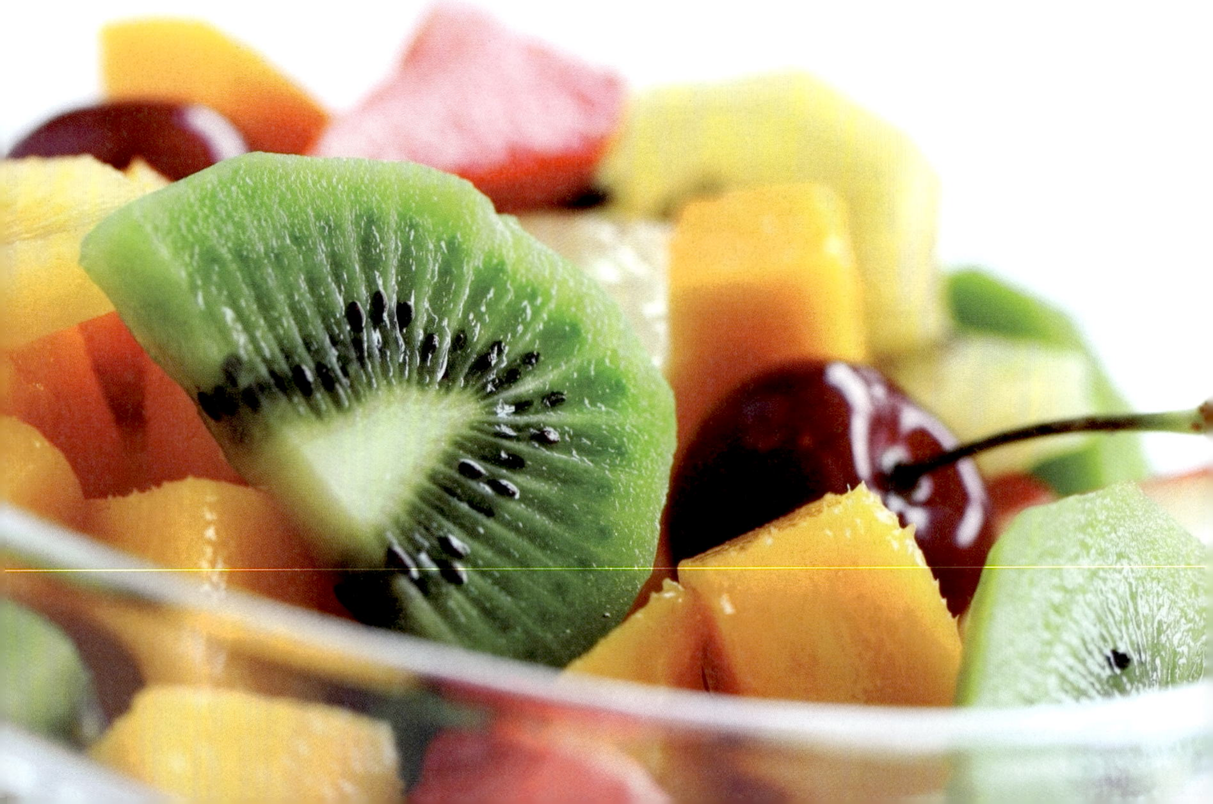

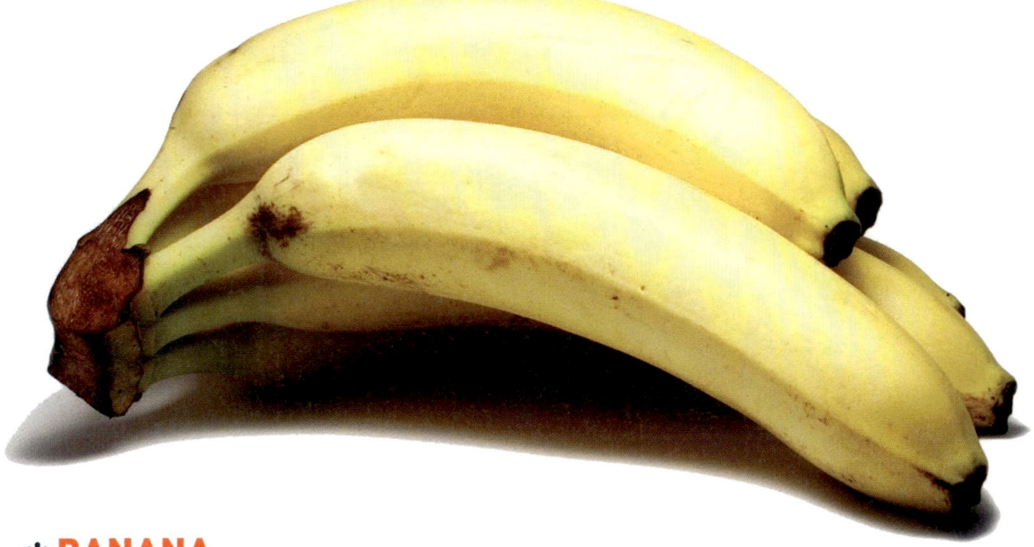

* BANANA

Contém duas substâncias que auxiliam o humor: os carboidratos, que estimulam a produção de serotonina e a vitamina B6, que garante mais energia. É ótima como opção para forrar o estômago e fazer um lanche rápido.

A banana pode ser usada como ingrediente em várias receitas, especialmente em sobremesas. Além das propriedades nutritivas, a fruta é a preferida de muitas pessoas, afinal, ela é bastante saborosa.

Rica em triptofano, ela elimina o desejo de comer doces e sacia a fome. Cada unidade contém por volta de 87 a 120 calorias, dependendo do tipo e do tamanho. Por ser altamente rica em potássio, quando consumida antes de atividades físicas, a banana diminui o risco de cãibras. Ela também é uma ótima opção para o café da manhã, pois diminui a fome ao longo do dia. A banana assada no forno ou no micro-ondas, com a adição de alguns cravos-da-índia, tornou-se uma sobremesa bastante tradicional, assim como a banana caramelizada e empanada.

“No Brasil, a banana faz parte da culinária típica de diversas regiões, como a culinária baiana, e combina muito bem com alimentos salgados.”

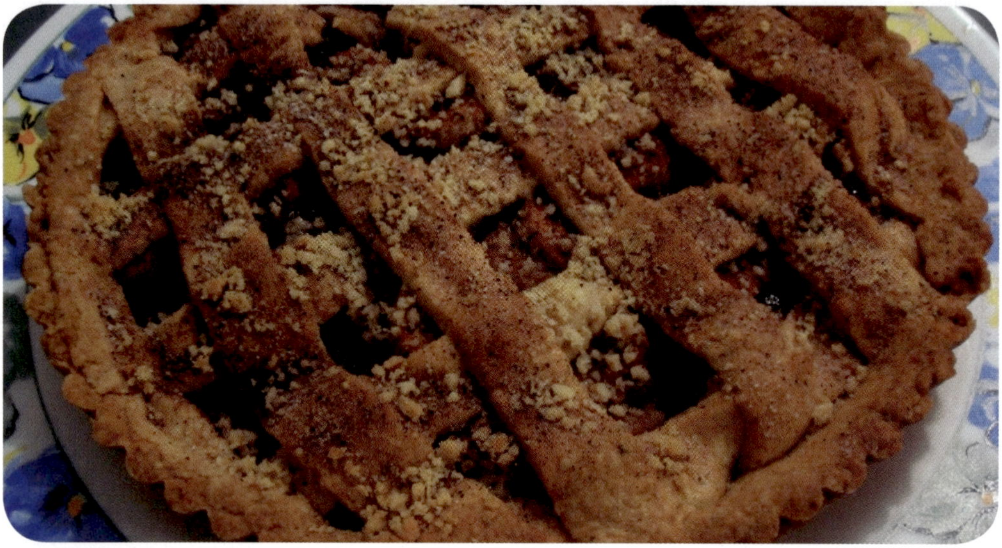

Tortinhas DE BANANA

INGREDIENTES:

MASSA

- 1 xícara (chá) de farinha de trigo (metade branca e metade integral)
- 4 colheres (sopa) de manteiga
- 4 colheres (sopa) de açúcar orgânico
- 1 ovo
- Meia xícara (chá) de aveia em flocos
- Pitada de cravo-da-índia em pó
- Raspas da casca de limão
- Canela em pó para polvilhar

Recheio

- 3 bananas nanicas maduras cortadas em rodelas
- 2 colheres (sopa) de açúcar orgânico
- 1 copo de 200ml de creme de leite fresco

MODO DE PREPARO

MASSA: Misture todos os ingredientes, amassando-os levemente. Deixe descansar por cerca de 20 minutos na geladeira. Forre o fundo e as laterais de forminhas individuais (nove centímetros de diâmetro). Espalhe o creme de banana e faça um gradeado com as sobras da massa. Asse em forno médio-alto (200°C), preaquecido, por cerca de 30 minutos. Desenforme ainda quente.

RECHEIO: Em uma panela, coloque as bananas com meia xícara (chá) de água e o açúcar, e leve ao fogo para cozinhar até que as bananas estejam macias (cerca de 10 minutos). Retire do fogo e espere esfriar. Em um liquidificador bata com o creme de leite até obter um creme homogêneo.

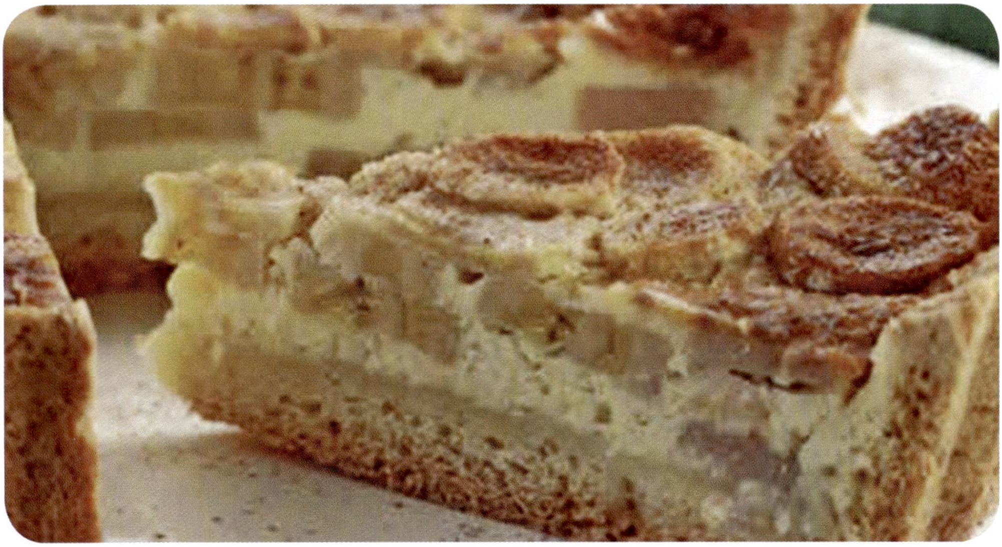

Torta Nutritiva DE BANANA COM RICOTA

INGREDIENTES:

- 5 bananas nanicas maduras (500 gramas)
- 1 peça de ricota prensada (300 gramas)
- 1 caixa e meia de pudim diet sabor baunilha
- 2 xícaras e meia de leite desnatado (500 ml)
- Canela a gosto para polvilhar

MODO DE PREPARO

Corte as bananas em fatias e as posicione em uma forma para torta com fundo removível, tomando o cuidado de forrar todo o fundo. Em seguida, bata no liquidificar os demais ingredientes (a ricota, o pudim e o leite) e despeje sobre as bananas. Polvilhe tudo com canela em pó e leve para assar em forno médio por cerca de 30 a 40 minutos ou até que a torta fique dourada.

“A torta de banana com ricota é ideal para quem quer uma sobremesa leve e pouco doce. É uma boa opção para o verão!”

* LARANJA, MARACUJÁ E JABUTICABA

Felizmente, o Brasil é um país com muita fartura no que diz respeito à produção de frutas, porém, a laranja é referência até no quesito exportação. O Brasil é o maior exportador de laranja do mundo de acordo com o Departamento de Agricultura dos Estados Unidos (USDA). Segundo dados do Instituto Brasileiro de Geografia e Estatística (IBGE) de 2012, o Brasil produz anualmente cerca de 18 milhões de toneladas de laranja, sendo que o Estado de São Paulo é responsável por 74% do montante total.

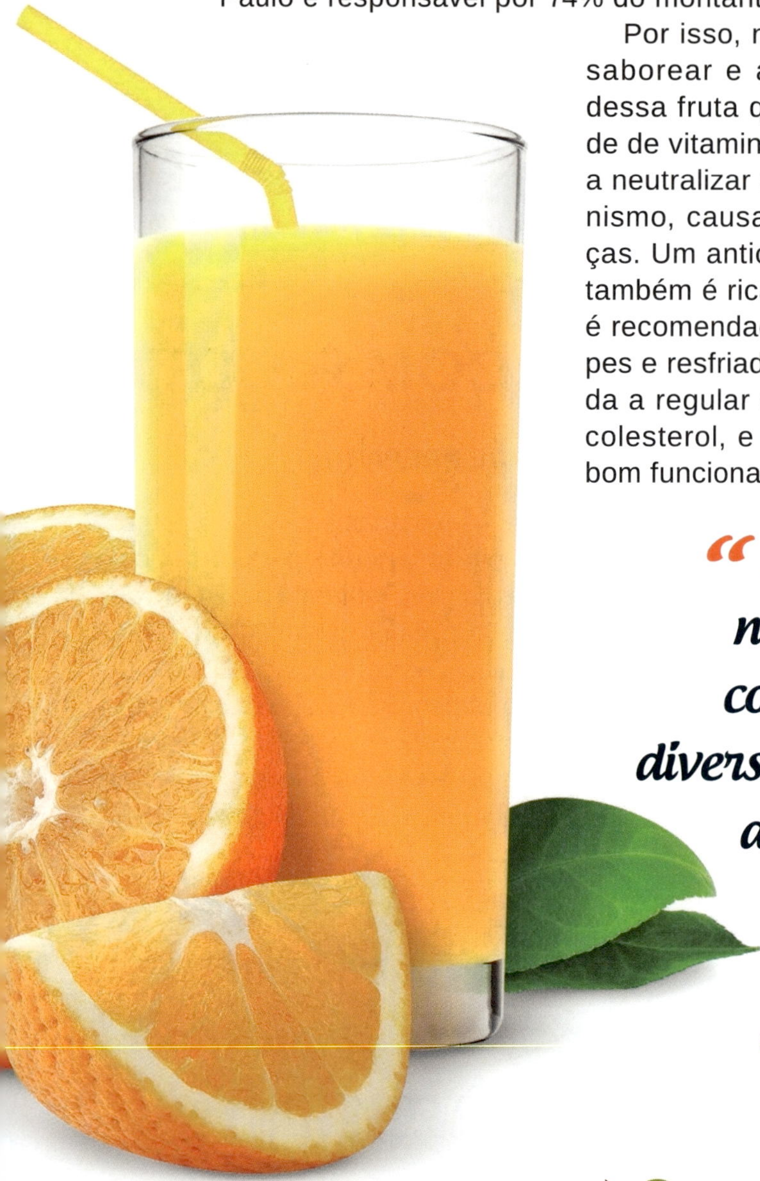

Por isso, não há desculpa para não saborear e aproveitar os benefícios dessa fruta que contém alta quantidade de vitamina C, substância que ajuda a neutralizar os radicais livres do organismo, causadores de diversas doenças. Um antioxidante natural, a laranja também é rica em potássio, caroteno e é recomendada para o combate de gripes e resfriados. O consumo diário ajuda a regular o coração, pois diminui o colesterol, e também contribui para o bom funcionamento renal.

"A laranja ajuda na diminuição do colesterol e possui diversas propriedades anticancerígenas por causa da abundância de polifenóis."

O maracujá e a jabuticaba também são frutas ricas em vitamina C, capazes de auxiliar na prevenção do cansaço e no combate ao estresse. Além de ser um bloqueador natural de gordura por ser rico em pectina e de ter baixo teor calórico, o maracujá possui um notório efeito calmante no organismo. Por ser extremamente rico em fibras, também auxilia o corpo a eliminar toxinas.

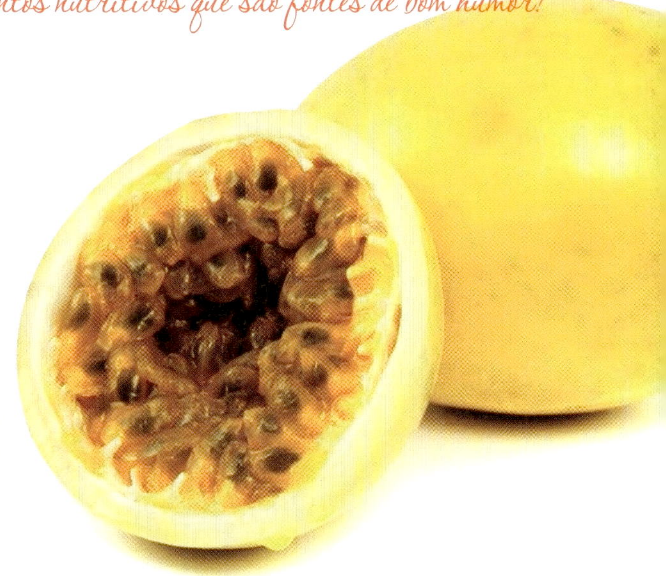

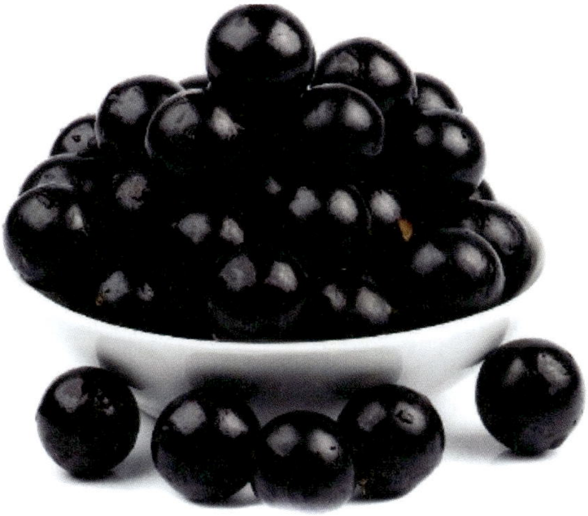

> "Jabuticaba também é extremamente rica em cálcio, ajudando no fortalecimento e saúde dos ossos."

A jabuticaba, aquela fruta que é impossível comer uma só, possui a vantagem de conter vitaminas do complexo B e de ser rica em quercitinas e antocianinas, o que combate os radicais livres no organismo. A fruta também é extremamente rica em cálcio, ajudando no fortalecimento e saúde dos ossos. Embora as pessoas não tenham o hábito de comer a casca, esta é rica em fibras que ajudam na absorção de gorduras no intestino.

A laranja é uma fruta rica em açúcar e carboidratos. É uma boa fonte de energia, e contém por volta de 50 calorias a cada 100 gramas.

* MELANCIA

Essa fruta incrível merece fazer parte da sua alimentação, pois agrega uma quantidade considerável de benefícios para a saúde. A melancia é uma fruta originaria da África, possuidora de excelentes fontes de nutrientes, como vitaminas do complexo B, vitamina C, magnésio, cálcio, potássio, fósforo e betacaroteno. Ela também é considerada altamente hidratante por ser composta de noventa e dois por cento de água. A melancia ainda auxilia na eliminação de acido úrico do organismo e efetua a limpeza do estômago e do intestino.

Um dos mais inusitados benefícios oferecidos por esta exuberante fruta é a melhora da qualidade da vida sexual das pessoas. Por ser uma fruta rica em água e açúcares naturais, ela contribui para que os fluidos do corpo se tornem mais adocicados e perfumados. Essa lista inclui a saliva, o sêmen e a secreção vaginal. E o efeito pode ser notado apenas algumas horas após a ingestão da melancia.

O Departamento de Agricultura norte-americano divulgou recentemente um estudo que defendia o consumo regular de melancia por prevenir a disfunção erétil e a hipertensão, melhorar a sensibilidade à insulina e evitar a degeneração macular. Isso porque a fruta é rica em licopeno, que é um influente antioxidante carotenoide e pode neutralizar radicais livres.

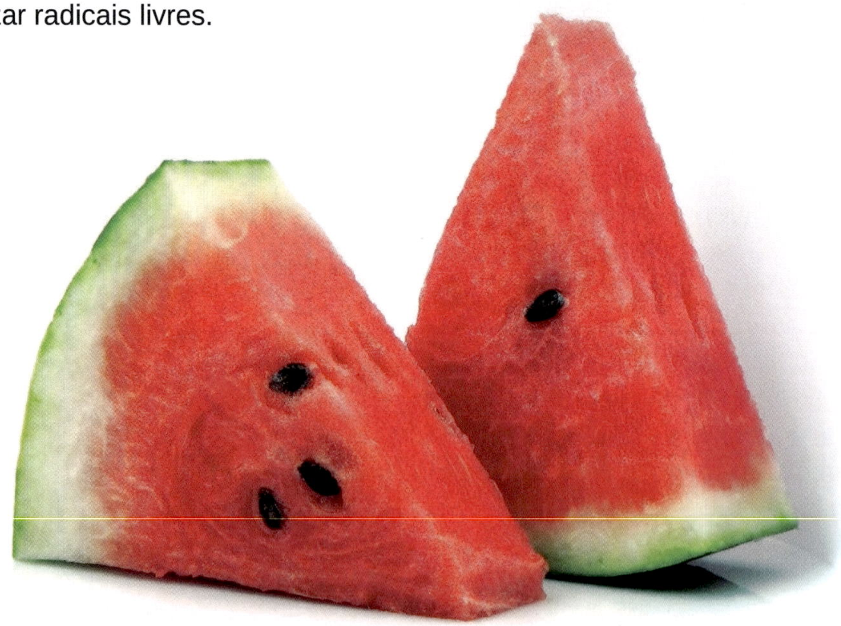

Suco de MELANCIA COM LIMÃO

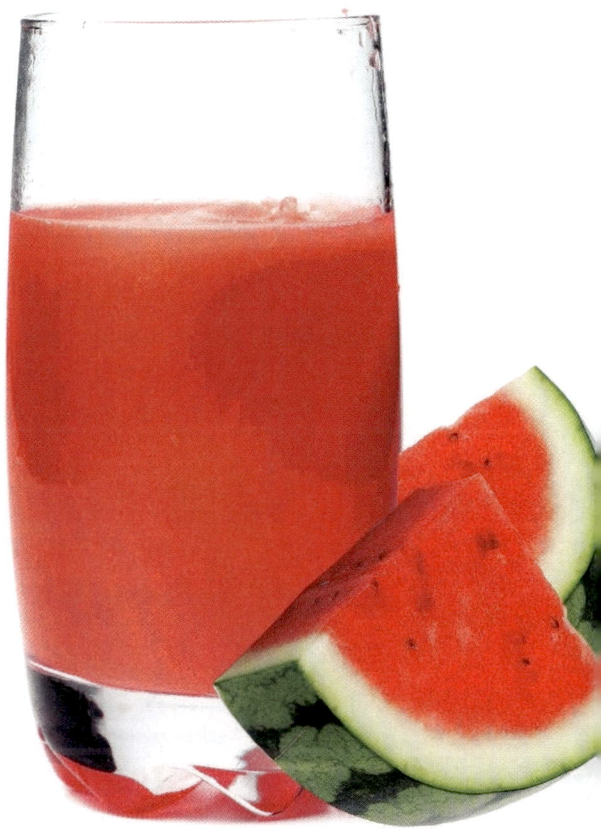

INGREDIENTES:

- 200 g de melancia (com sementes)
- 1 maçã com casca
- Suco de 1 limão

MODO DE PREPARO:

Bata todos os ingredientes no liquidificador, acrescente gelo, coe se preferir e tome logo em seguida.

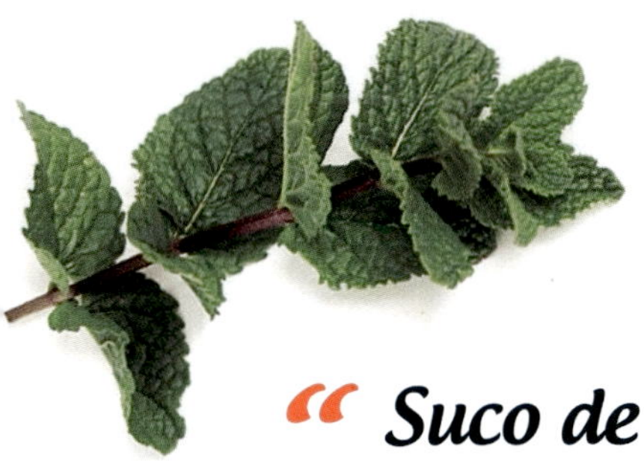

"Suco de melancia e limão além de ser extremamente delicioso, é um excelente diurético, antioxidante, digestivo e termogênico. Ainda contribui para inibir a fome e manter a saciedade por mais tempo. Para torná-lo não só refrescante, mas ainda mais saboroso, acrescente algumas folhas de hortelã!"

* FRUTAS OLEAGINOSAS

São as nozes, castanhas, amêndoas e a mais poderosa de todas, a castanha-do-brasil, também conhecida como castanha-do-pará. Auxiliam na diminuição do estresse por conterem um importante antioxidante, o selênio.

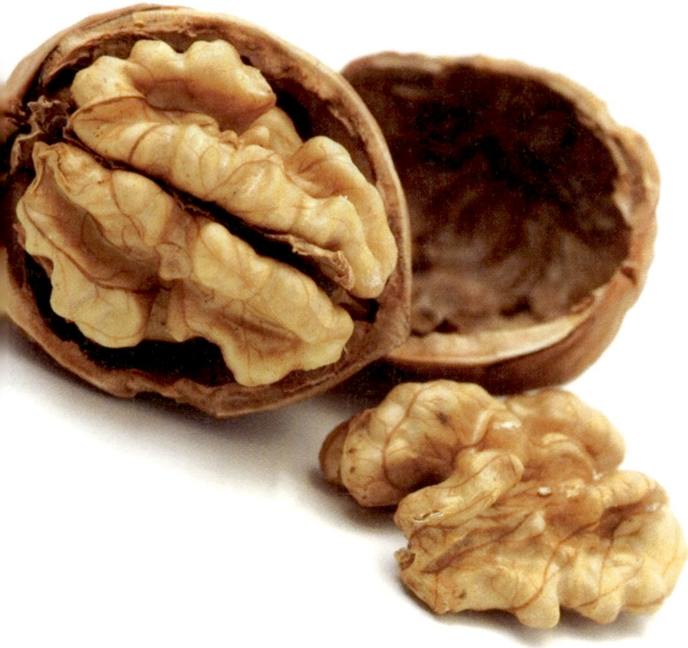

"A castanha-do-pará afasta doenças do coração, previne câncer, retarda o envelhecimento e acelera o metabolismo."

A castanha considerada um superalimento pelos especialistas em nutrição, desponta na lista dos alimentos funcionais, segundo a Agência Nacional de Vigilância Sanitária (ANVISA). Isso porque, além de nutrir, ela promove benefícios à saúde.

O consumo de apenas uma castanha por dia é o suficiente para ajudar a combater doenças cardiovasculares, diabetes do tipo dois, câncer e obesidade, porém em excesso, ela contribui para o aumento de peso. O ômega três diminui o triglicerídeo, controla a hipertensão (já que favorece o relaxamento dos vasos sanguíneos) e é anti-inflamatório. As vitaminas do complexo B e o magnésio são essenciais para o sistema nervoso, contribuem para diminuir a ansiedade e para melhorar o humor, e ainda afastam a depressão.

Pepino

Habitualmente consumido em forma de salada, o pepino é o fruto do pepineiro. Rico em ferro, enxofre, potássio, fósforo e betacaroteno, o pepino é um diurético natural e ajuda na dissolução de cálculos renais. O suco de pepino, batido apenas com água, gelo e a fruta descascada e tomado na hora, é capaz de regular em poucos minutos a pressão do organismo.

"Rico em ferro, enxofre, potássio, fósforo e betacaroteno, o pepino é um diurético natural e ajuda na dissolução de cálculos renais."

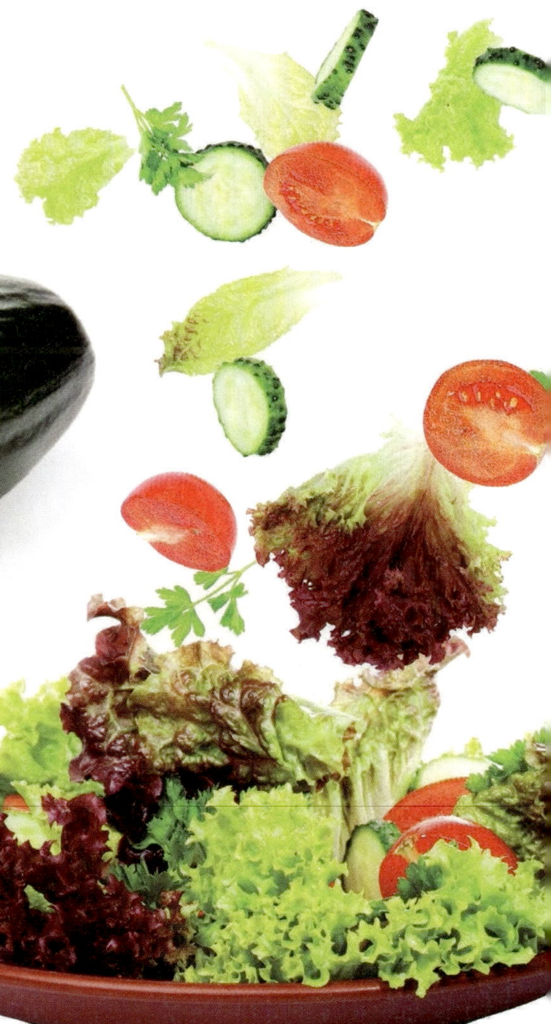

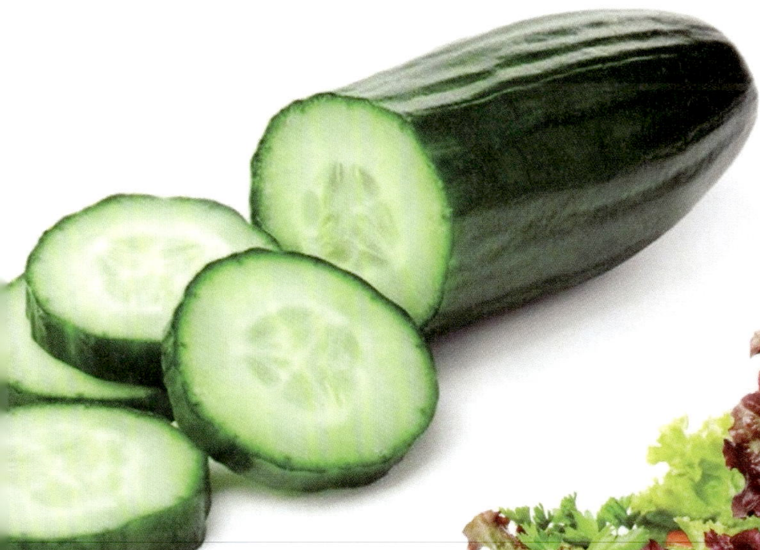

Verduras Poderosas!

* CLOROFILA! O ALIMENTO SOLAR

A clorofila é o pigmento verde das plantas, uma substância existente nas células vegetais, e é muito importante para a saúde, pois possui ação antibacteriana e limpa o organismo das impurezas e toxinas.

Consumida em forma de suco (entre os apreciadores, também conhecido como suco da luz), a bebida ficou popular em tempos recentes por causa da difusão empreendida por artistas que buscam a boa forma, mas também pelas suas inúmeras propriedades.

O suco de clorofila ajuda a emagrecer já que contém muitas fibras, que demoram mais para serem digeridas pelo organismo, dando a sensação de satisfação por mais tempo. Também ajuda a reduzir a retenção de líquidos no corpo.

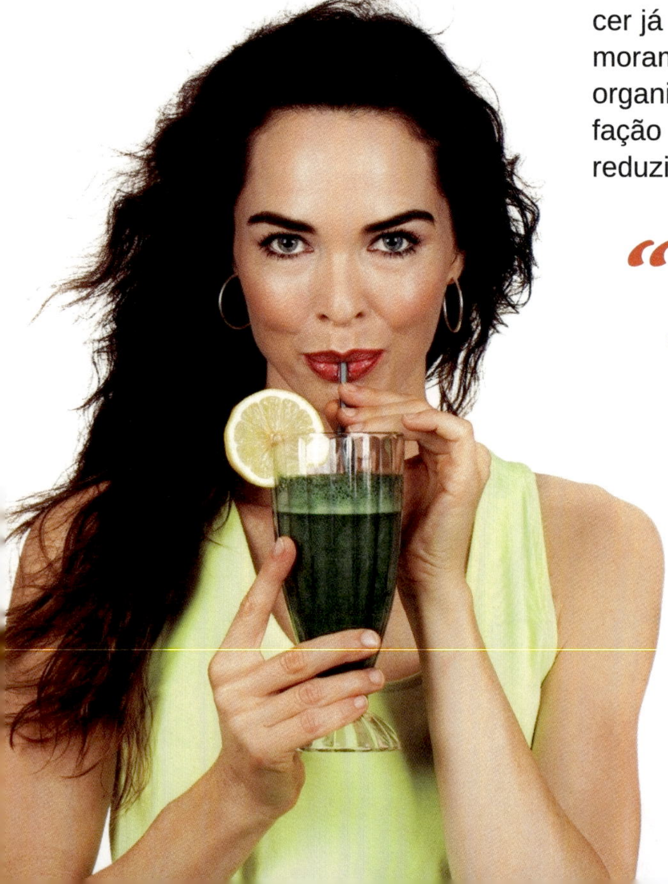

"Entre os benefícios do suco de clorofila estão o de eliminar as toxinas do sangue e aliviar a irritabilidade, deixando a pessoa mais relaxada."

* BRÓCOLIS

O brócolis é um vegetal rico em fibras e sais minerais, como cálcio, potássio e ferro. Ele também possui altas quantidades de ácido fólico, substância importante para a liberação da serotonina.

Além de garantir o bom humor, renova as células e previne deformidades na formação do sistema nervoso dos fetos durante a gestação, portanto, é essencial para as gestantes. Trata-se de um alimento de baixo teor calórico, fornecendo apenas 35 calorias por 100 gramas de porção. Ele também é fonte de carotenoides, e é rico em luteína e zeaxantina, antioxidantes presentes na mácula dos olhos, e auxilia na prevenção da degeneração macular, relacionada à idade.

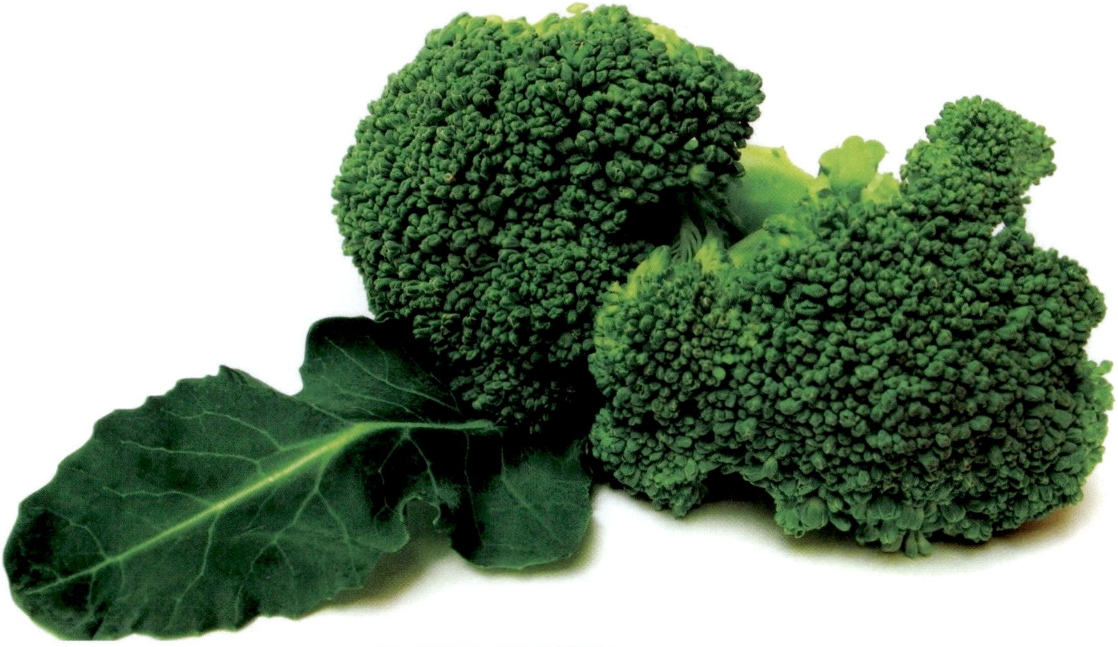

CURIOSIDADE

O brócolis é um vegetal multiuso para o nosso organismo! Você sabia que as substancias presentes neste superalimento ajudam o seu corpo a eliminar poluentes?
Pesquisadores da Universidade Johns Hopkins, nos Estados Unidos, desenvolveram um trabalho utilizando o broto do brócolis – que é rico em glucorafanina e sulfurafano – em uma bebida. Eles notaram que aqueles que fizeram o uso da bebida excretaram do corpo uma quantidade 61% maior de benzeno, um poluente carcinogênico, e 23% a mais de acroleína, um irritante pulmonar. A quantidade ideal a ser consumida ainda está em estudo, mas já existe uma hipótese que defende porções diárias de 150 gramas.

* ESPINAFRE E FOLHAS VERDE-ESCURAS

As folhas verde-escuras possuem efeito antidepressivo por serem ricas em magnésio. Elas também atuam na produção de energia no organismo, são ricas em potássio e vitaminas A, C e do complexo B, o que ajuda a manter o sistema nervoso em equilíbrio. São alimentos que também possuem vitamina K, que ajuda na coagulação do sangue, por isso é fundamental na cicatrização dos ferimentos. Recomendam-se duas porções diárias, sendo que cada uma equivale a uma xícara da verdura crua ou 1/2 da cozida.

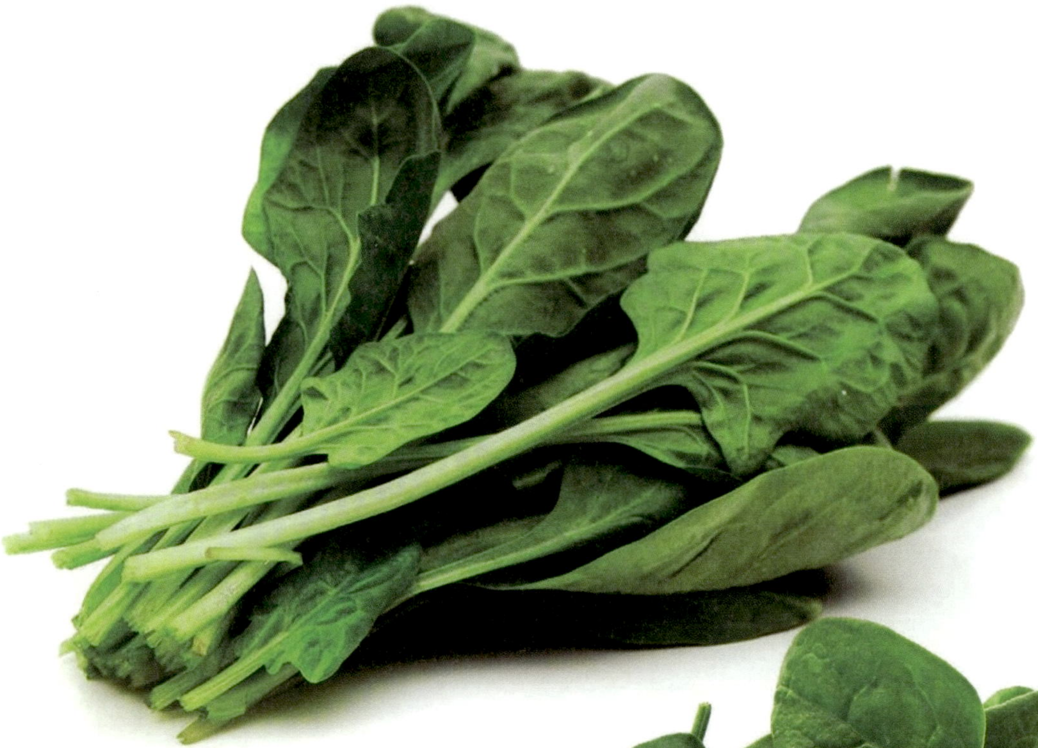

"Recomendam-se 2 xícaras diárias de folhas verde-escuras cruas."

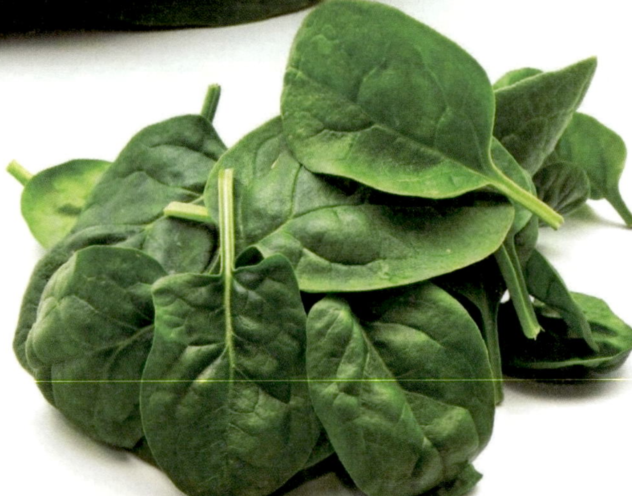

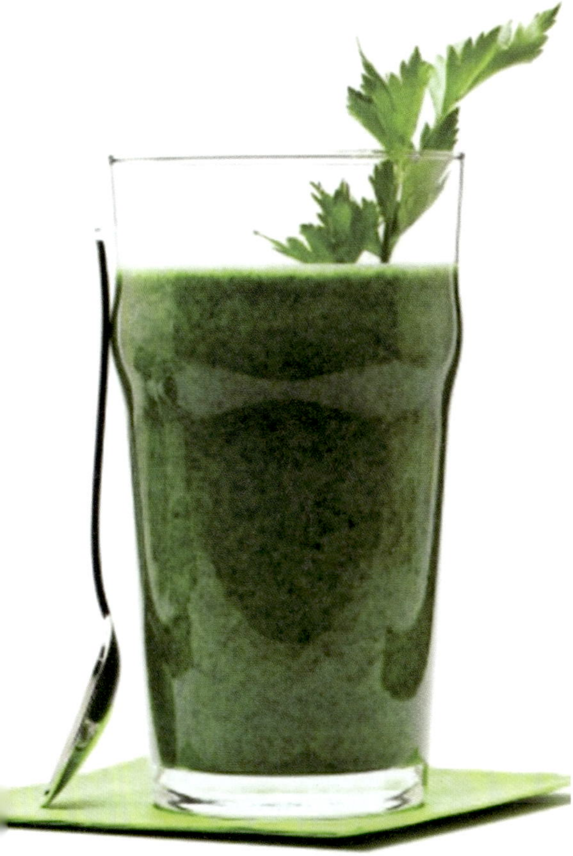

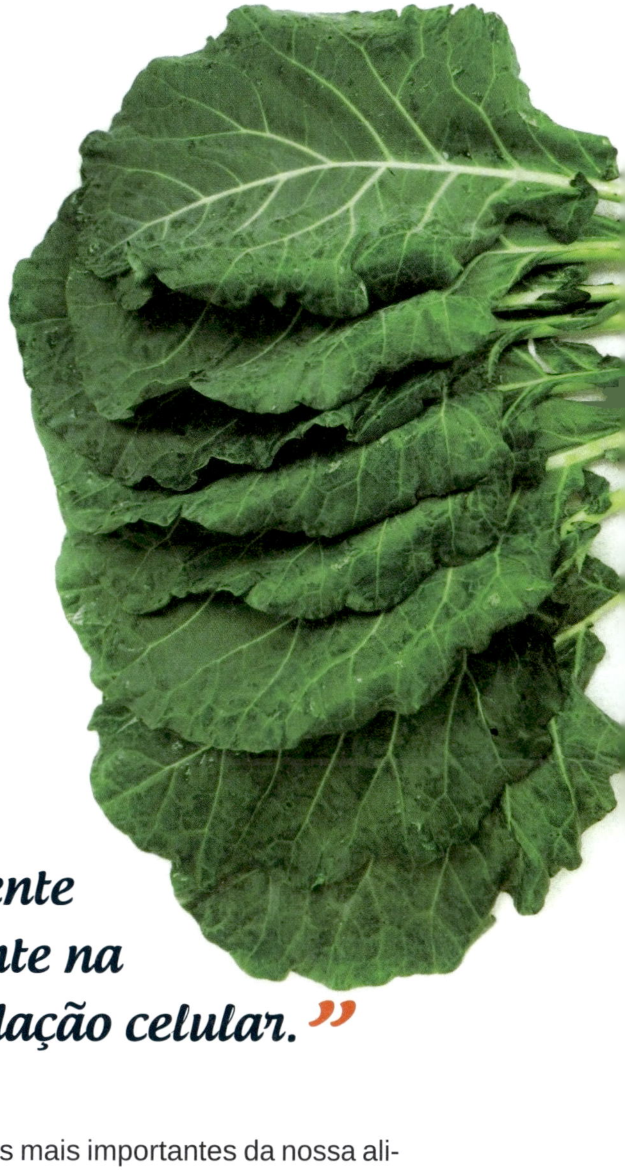

“A couve é certamente uma escolha inteligente na batalha contra a oxidação celular.”

* COUVE-MANTEIGA

A couve-manteiga é um dos vegetais mais importantes da nossa alimentação. Trata-se da verdura que possui maior quantidade de ferro e cálcio dentre todas. Uma xícara de couve possui apenas 36 calorias e zero grama de gordura, o que faz com que seja adotada praticamente em todas as dietas. Além disso, é um poderoso antioxidante, pois é rica em carotenoides e flavonoides, substâncias que protegem nossas células contra os radicais livres que causam o estresse oxidativo. Ela possui glicosinolatos e fitoquímicos naturais que desintoxicam o organismo, prevenindo o câncer e fortalecendo o sistema imunológico.

Outros importantes nutrientes também são oferecidos pela verdura como fibras, potássio, magnésio, vitamina K e vitamina C. Ela ajuda no combate à celulite e regula os hormônios do corpo, o que a torna a parceira ideal para as mulheres.

Existem muitas maneiras de preparar o alimento, sendo que o consumo da couve refogada e crua são os mais comuns. Mas é preciso se atentar de que a forma do preparo pode influenciar na quantidade de calorias e nutrientes. Se a intenção do indivíduo for a perda de peso, o mais indicado é a ingestão crua da couve-manteiga crua, já que assim ela é menos calórica.

Além disso, a couve é uma ótima opção para prevenir a osteoporose, tratar anemia, estimular o funcionamento do intestino e controlar a diabetes.

"A couve-manteiga pode contribuir para um melhor controle da glicemia e na diminuição dos níveis de colesterol!"

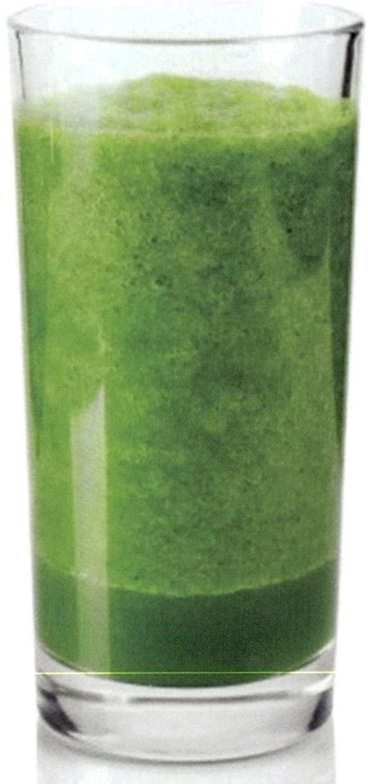

Suco DE COUVE!

INGREDIENTES:

- Suco de duas laranjas-peras
- 2 folhas de couve bem lavadas
- 1 pedaço de gengibre, gelo a gosto

MODO DE FAZER:

Bata todos os ingredientes no liquidificador. Passe por uma peneira se desejar. Tomar em jejum é mais interessante!

TEMPO DE PREPARO: 5 minutos

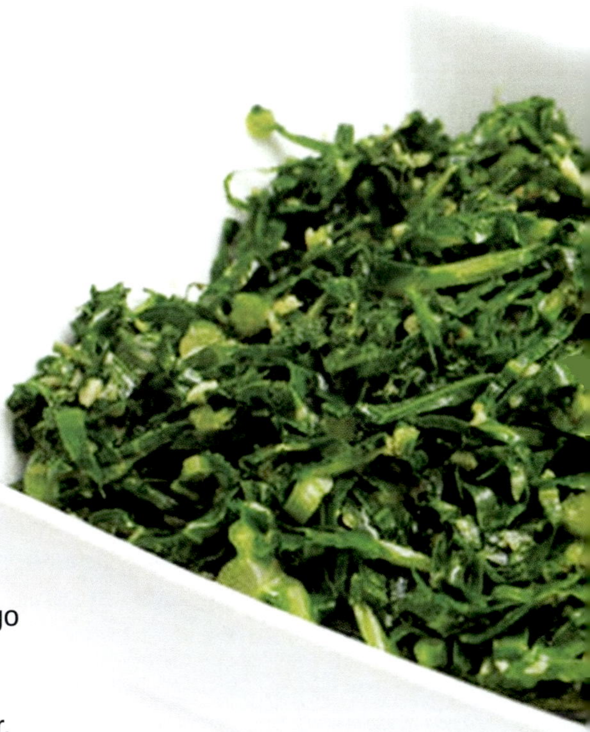

Couve REFOGADA!

INGREDIENTES:

- 1 maço de couve picado em tiras finas
- 1 colher (chá) de manteiga
- 1 dente de alho picado
- 1 colher (sopa) de óleo

MODO DE FAZER:

Aqueça a frigideira com o óleo, em fogo médio e frite o alho sem dourar. Retire, escorra e reserve. Na mesma frigideira, coloque a manteiga e, assim que derreter, adicione a couve. Refogue rapidamente, apenas para murchar e desligue o fogo. Tempere com sal, misture e arrume em uma travessa. Polvilhe com o alho reservado e sirva em seguida.

RENDIMENTO: 4 porções
TEMPO DE PREPARO: 5 minutos

CURIOSIDADE

Algumas dicas na hora da compra e conservação!
O Centro Nacional de Pesquisas de Hortaliças (CNPH)[1] afirma que a couve-manteiga ideal é aquela que está com aspecto de produto fresco, sem manchas escuras ou amarelas, sem sinais de murcha e com os talos firmes. A couve possui um tempo de vida útil muito curto, por isso, se a verdura for deixada em temperatura ambiente, não se deve cortar os talos. Outra dica é mantê-la em uma vasilha com água (o que a deixará hidratada) ou dentro de um saco plástico aberto, em um local fresco. Já na geladeira, a couve deve ser mantida sempre em um saco plástico ou num vasilhame fechado. Isso fará com que a verdura dure de três dias a uma semana.

1 http://www.cnph.embrapa.br

* LEITE

O leite é um alimento altamente rico em cálcio e, como tal, ajuda na prevenção de problemas ósseos e cárie dental. Ele também fortalece o sistema imunológico e faz bem para a pele, tornando-a mais suave ao toque. Há uma grande quantidade de pessoas que possui intolerância à lactose (um açúcar natural presente no leite) sem nem saber disso, situação que transforma o leite num vilão anônimo. Portanto, é recomendável que todas as pessoas façam o exame. Não obstante, o leite produz um efeito relaxante sobre toda a musculatura do organismo, graças à presença de triptofano, que é precursor da serotonina.

O leite é uma base, ou seja, é um alimento que neutraliza acidez no organismo; ele também contribui para a melhora da digestão e para a absorção de vitaminas pelo organismo. Contrário à crença popular, o leite é um alimento que não engorda (em especial o desnatado e o semidesnatado), mas deve ser consumido puro, sem a adição de achocolatados.

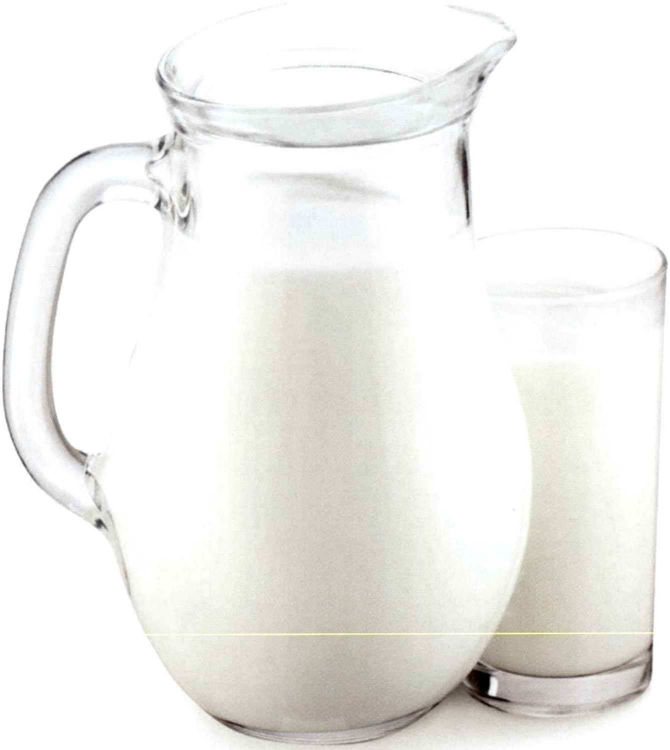

"O leite contribui para a melhora da absorção de vitaminas pelo organismo."

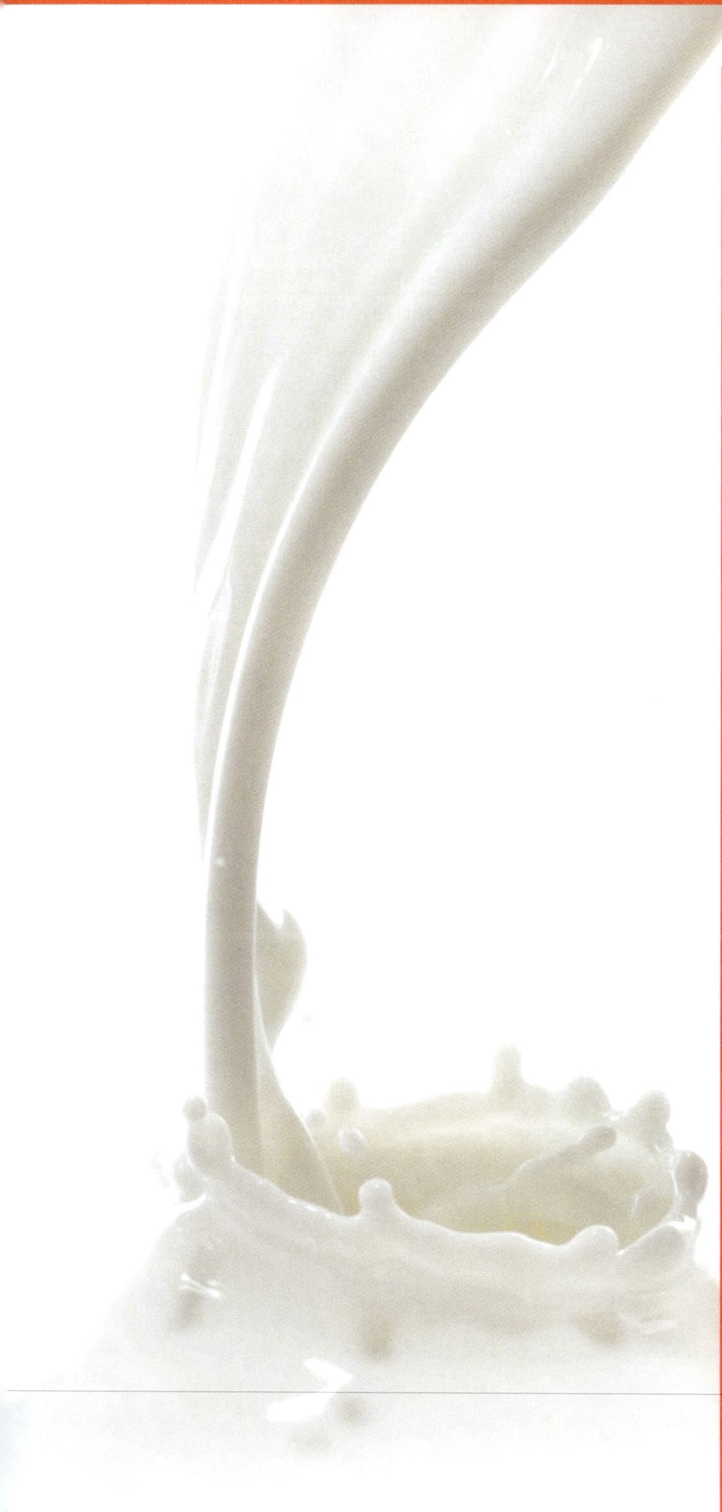

CURIOSIDADE

O que é a tão falada serotonina?

A serotonina é uma substância chamada de neurotransmissor e existe naturalmente em nosso cérebro. Sua função é conduzir a transmissão de uma célula nervosa (neurônio) para outra. Quimicamente a serotonina ou 5-hidroxitriptamina (5-HT) é uma indolamina, produto resultante da transformação do aminoácido L-Triptofano.[1]

Como já citado, o triptofano é um nutriente encontrado em alimentos ricos em proteínas, como carne, peixe, peru e laticínios e também em algumas frutas como a banana, abacaxi, ameixa, tâmara e amendoim.

A falta de serotonina no organismo pode resultar em carência de emoção, sentimentos de irritabilidade, crises de choro, distúrbios do sono e uma série de outras dificuldades emocionais. Embora seja apenas um entre centenas de outros neurotransmissores do cérebro, atualmente a serotonina é considerada um dos mais importantes. Os níveis de serotonina determinam se a pessoa está deprimida, propensa à violência, irritada, impulsiva ou gulosa.

1 http://www.psiqweb.med.br

* OVOS

O ovo é um alimento que possui substâncias que garantem o bom humor, como a tiamina, vitamina B1 e niacina, além de fazer um bem tremendo para a memória. As vitaminas do complexo B são classificadas de acordo com as suas funções e estão sempre relacionadas ao bom funcionamento do organismo.

O ovo é considerado uma fonte de proteína completa, uma vez que apresenta todos os aminoácidos essenciais e, como tal, tornou-se um alimento importantíssimo para vegetarianos que, tendo cortado a carne da dieta, precisam encontrar proteínas em outras fontes. Rico em fósforo, cálcio e ferro, o ovo combate a anemia e fortalece os ossos.

Durante décadas acreditou-se que o consumo de ovos deveria se limitar a uma ou no máximo duas vezes por semana. Atualmente, a maior parte dos nutricionistas defende a ideia de que o ovo deve estar presente quatro vezes por semana no cardápio, seja como alimento principal ou ingrediente. Por ser um alimento cujo excesso pode aumentar os níveis de colesterol e acarretar doenças cardiovasculares, não deve ser consumido além dessa quantidade.

"Que a alimentação seja teu único remédio!"

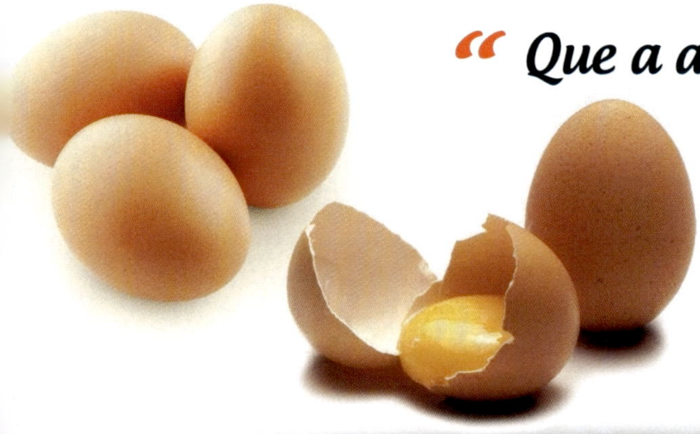

CURIOSIDADE

Ovos são alimentos ricos em vitaminas do complexo B. Um adulto saudável necessita de 0,9 a 1 mg de vitamina B1 por dia! Alguns alimentos além dos ovos que contêm a vitamina B1 são: laranja, aveia, avelã, caju, pistache, castanha-do-pará e carne de porco.

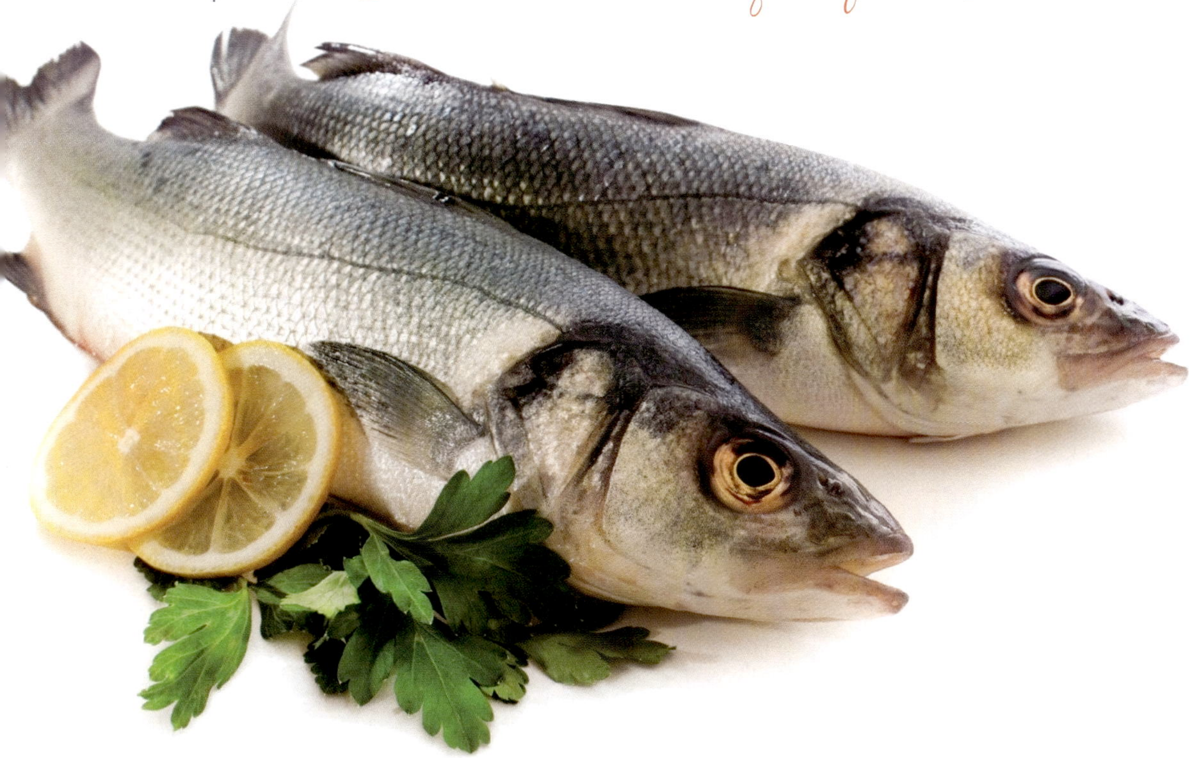

* PEIXES E FRUTOS DO MAR

Tratam-se de alimentos considerados boas fontes de minerais (importantes para a agilidade cerebral), assim como o selênio. Por serem ricos em Ômega 3, os peixes facilitam a digestão, melhoram a memória e a concentração, ajudam na prevenção de doenças cardiovasculares e aumentam as reações anti-inflamatórias do organismo. Por possuírem vitamina D e cálcio, combatem a osteoporose, e também são ricos em ferro, o que os torna alimentos indicados para pessoas anêmicas.

Peixes e frutos do mar são extremamente ricos em proteínas, as quais são aproveitadas quase que integralmente pelo organismo humano, e ajudam no combate ao cansaço e à ansiedade. Costumam possuir baixo teor de gordura e são comidas ricas em zinco, um mineral essencial para o bom humor.

> *"O zinco é um mineral essencial para o fortalecimento do sistema imunológico."*

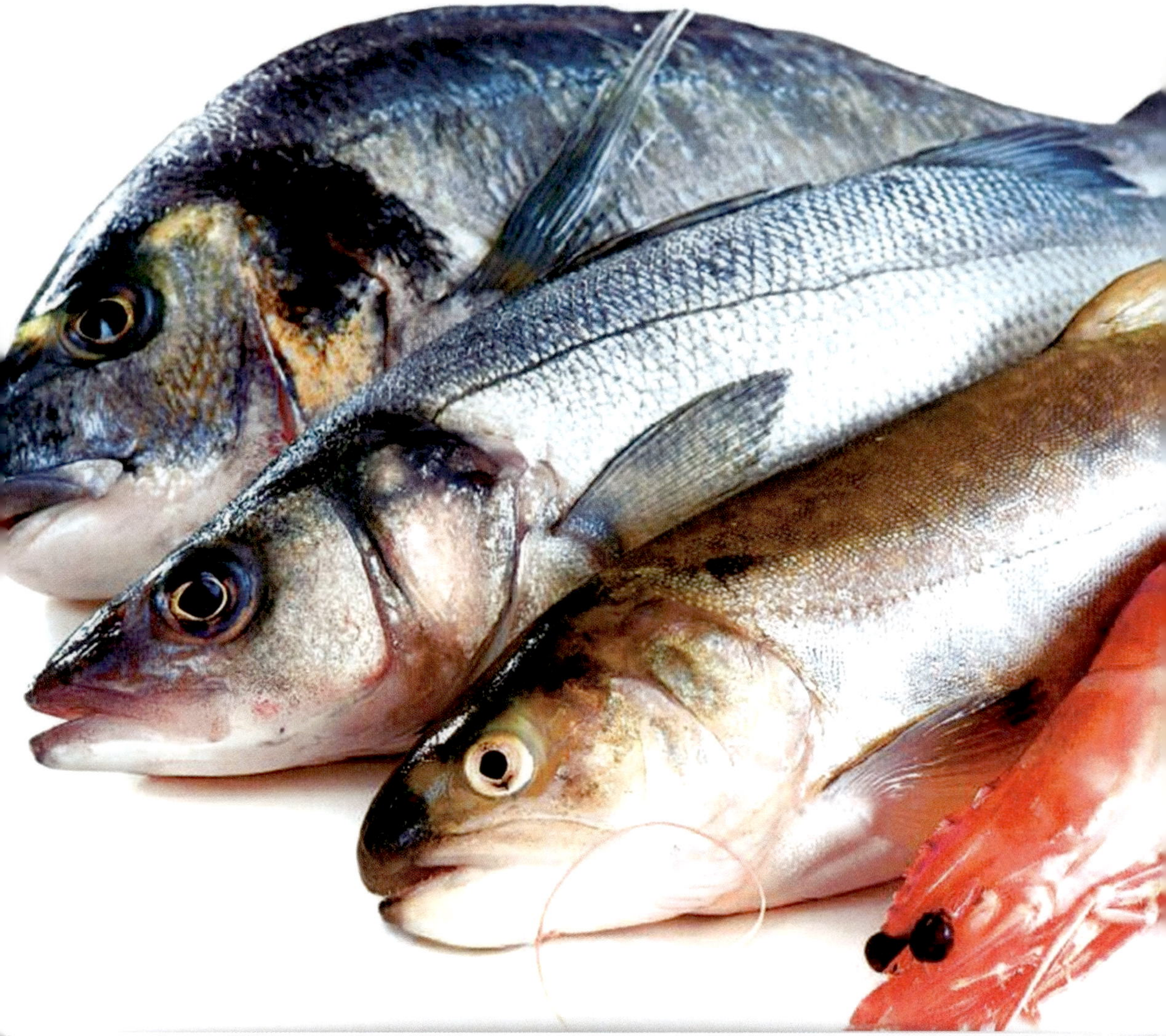

CURIOSIDADE

O zinco assume papel de destaque para a manutenção da boa saúde e consequentemente do bom humor. Segundo a Organização Mundial da Saúde (OMS), a falta desse mineral na alimentação é um problema grave, que está associado a muitos casos de mortes, já que o zinco tem uma importante função em nosso sistema imunológico. Sabe-se que a deficiência deste nutriente é mais comum em países subdesenvolvidos. De acordo com a OMS, a população brasileira tem um consumo moderado de zinco, mas ainda distante do ideal, ficando abaixo de países como Uruguai, Chile e Venezuela.

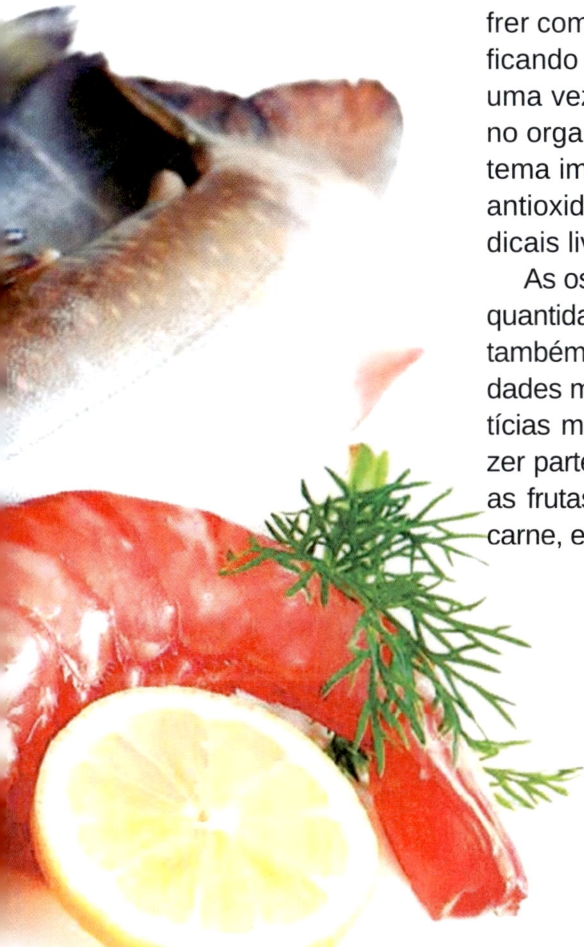

De acordo com a OMS, pessoas que não consomem quantidades suficientes de zinco têm chances maiores de sofrer com a ação de agentes infecciosos, ficando doentes com frequência maior, uma vez que o papel principal do zinco no organismo ocorre justamente no sistema imunológico. O zinco possui ação antioxidante e, portanto, combate os radicais livres em nosso corpo.

As ostras são moluscos campeões na quantidade deste mineral, porém o zinco também pode ser encontrado em quantidades menores em outras fontes alimentícias mais comuns, as quais podem fazer parte de nosso cardápio diário, como as frutas oleaginosas, todos os tipos de carne, e também arroz e pão integral.

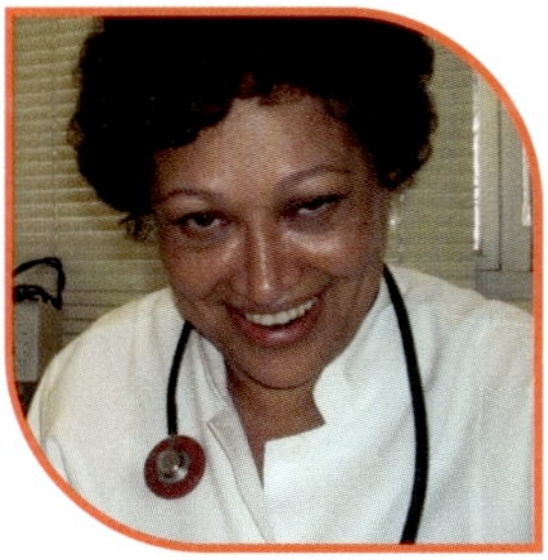

» foto **Divulgação**

Dra. Silvia Menezes Ferreira[1]
Cardiologista

"Fique atento a todo alimento que leva à boca, só você pode controlar o que vai ou não comer. E a consequência disso é um organismo mais equilibrado, saudável e feliz."

1 Dra. Silvia Menezes Ferreira - Cardiologista - CRM - 63954 - Cardiologista, Acupunturista, professora doutorada pela Unifesp. Médica - Ministério de Defesa do Hospital São Paulo.

Capítulo

4

Escolher o alimento certo fará toda a Diferença

Neutralize a gordura trans![1] Fará toda a diferença na sua vida...

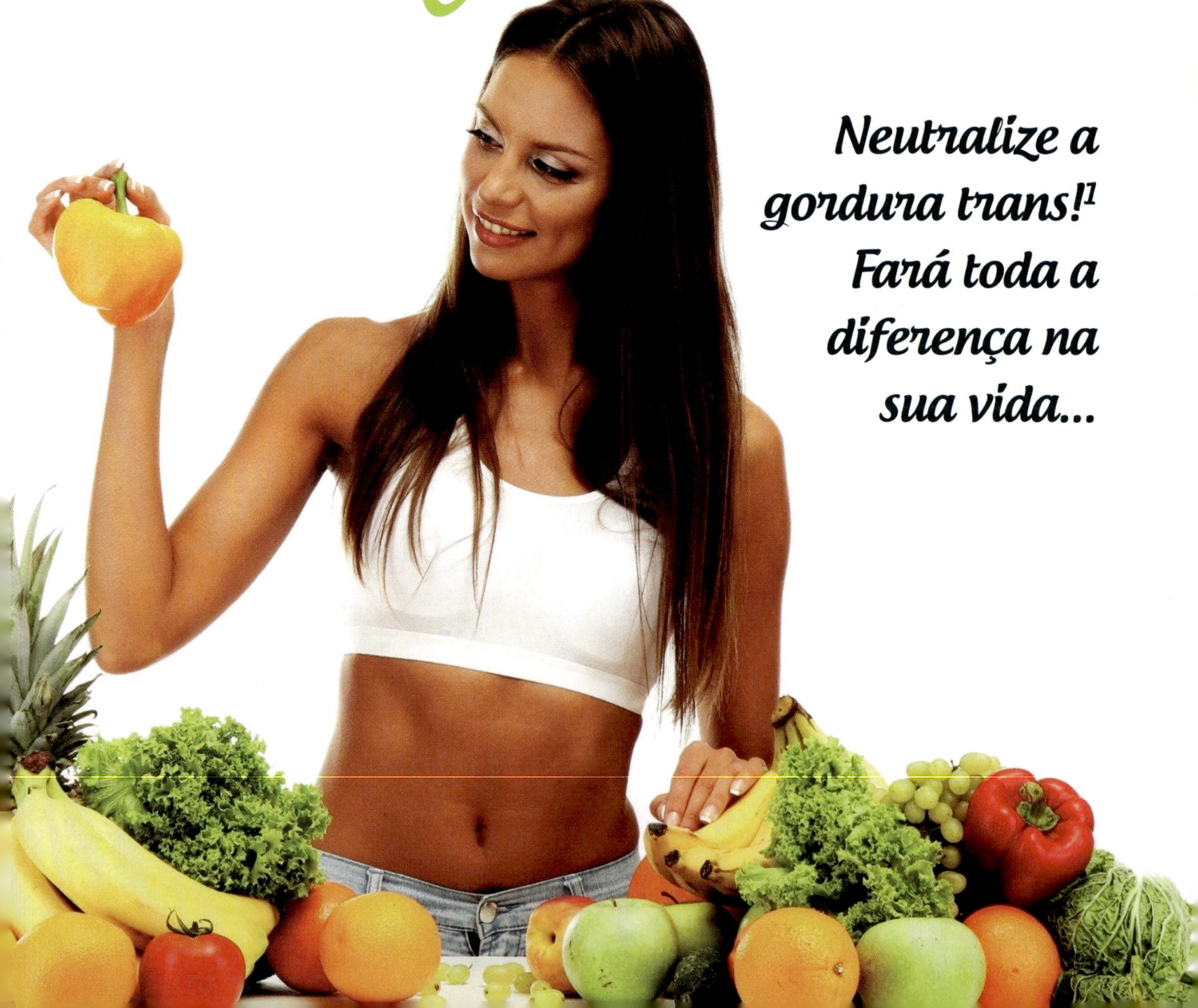

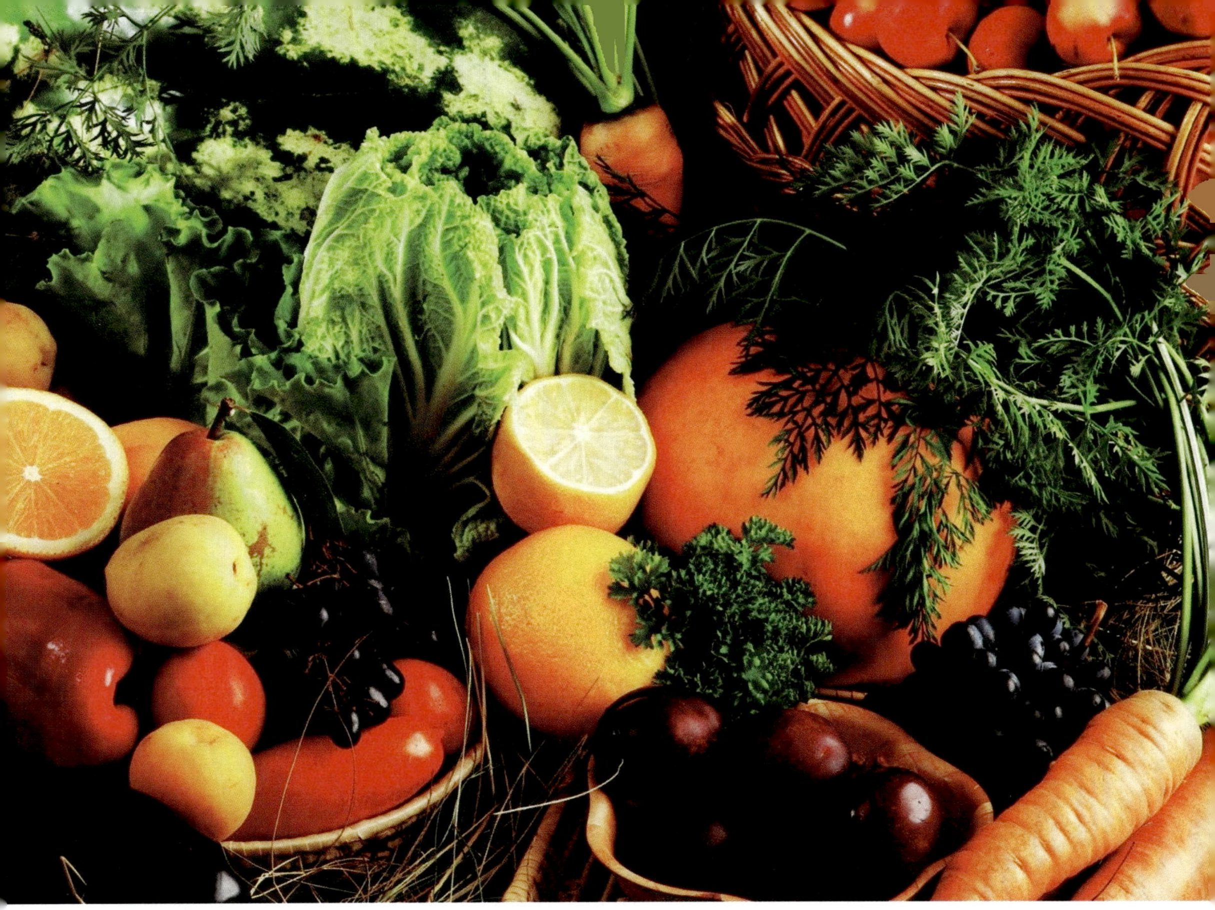

A OMS recomenda que a ingestão de gordura trans não ultrapasse 1% do valor calórico da dieta do indivíduo. Isso significa que, se um adulto consome duas mil calorias diárias, sua ingestão de gordura trans não deve ultrapassar 2g.

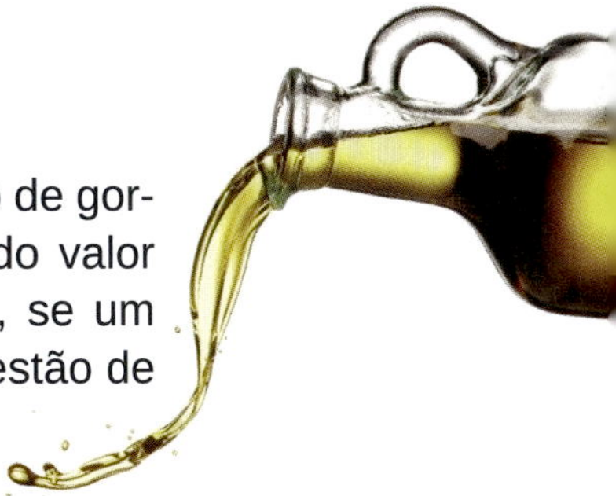

Porém, sabe-se da dificuldade de seguir este padrão nos dias de hoje, pois na vida do homem moderno é tudo para ontem; ele não tem tempo pra nada! Desta maneira, aquilo que ele tem de mais essencial muitas vezes fica de lado em prol de uma suposta praticidade. Embora apresente benefícios imediatos para o dia a dia, trata-se de uma escolha nada saudável!

"Comer bem para viver melhor!"

1 As gorduras trans são um tipo de gordura formada no processo de hidrogenação, quer seja natural ou artificial. Embora não possam ser excluídas completamente do cardápio humano, sua presença é extremamente nociva ao organismo.

A Vigilância Sanitária adotou há alguns anos a medida de obrigar os fabricantes de alimentos industrializados a identificar a quantidade de gordura trans que os alimentos contêm. A decisão presta um serviço vital para o consumidor, que passou a ter condições de identificar se esse tipo de gordura está presente no alimento e em qual quantidade; anteriormente à medida, tal identificação simplesmente não era possível. Embora tenha encontrado resistência de início por parte das empresas, a medida não só resguarda a saúde das pessoas, como forçou certas companhias a repensarem a fabricação de seus produtos.

Para ter uma noção do excesso de gordura trans num alimento, imagine uma xícara cheia de farinha (em grande parte carboidrato) e outra xícara cheia de óleo de cozinha (só gordura). A xicara de óleo contém cerca de duas mil calorias, enquanto que a de farinha, apenas 445 calorias.

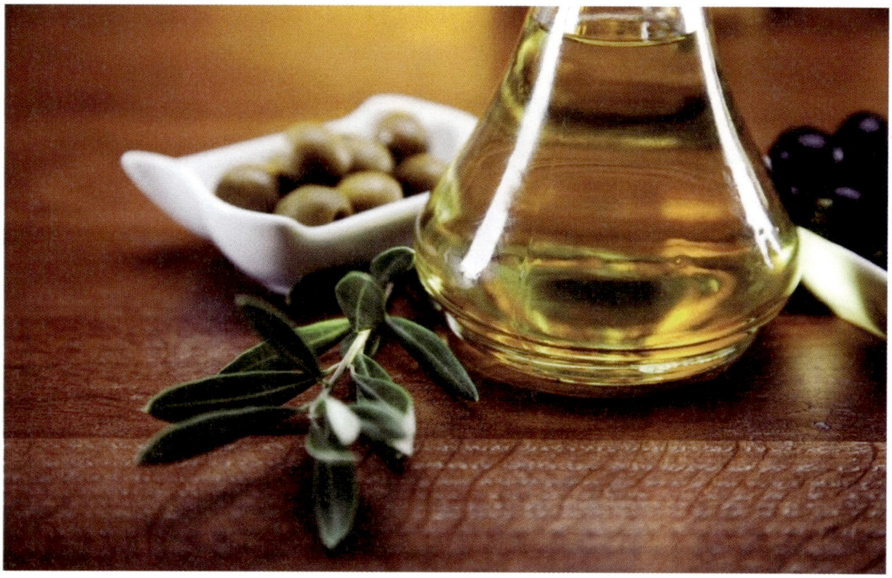

“Nada é proibido, mas consuma com cautela os alimentos ricos nesse tipo de gordura; caso contrário você pagará o preço com sua saúde.”[2] ”

2 Dr. Raul Dias dos Santos Filho, cardiologista e consultor do Centro de Medicina Preventiva Einstein (SP).

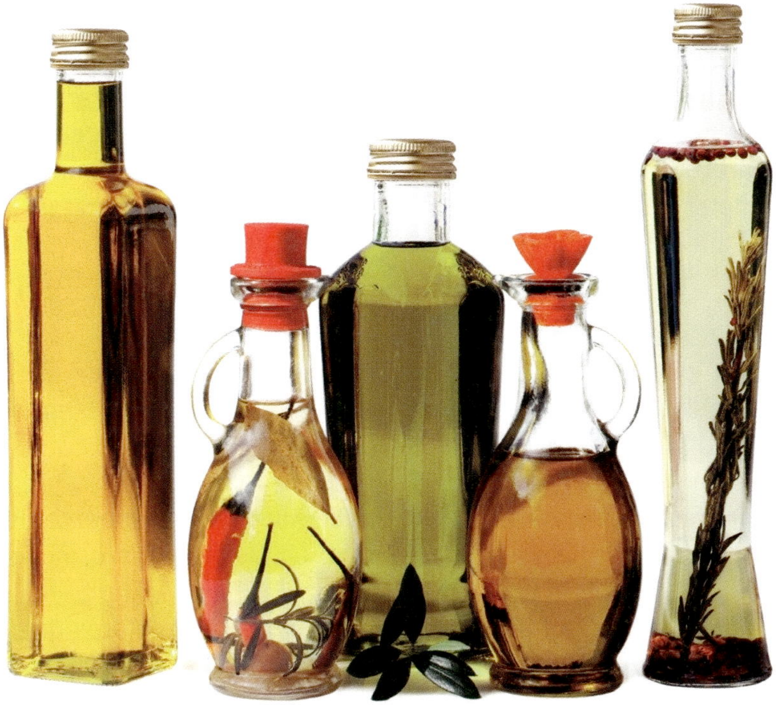

Opções inteligentes!

Em vez de consumir alimentos industrializados, que tal fazer a opção por alimentos naturais, de preparação caseira? Os alimentos encontrados nas quitandas, nos hortifrútis, nas feiras de rua e em alguns supermercados são escolhas mais inteligentes e saudáveis por parte do consumidor, que deve sempre buscar comidas frescas e de bom aspecto. É preciso atentar também à higiene do local e, obviamente, à boa limpeza dos produtos uma vez levados para casa.

CURIOSIDADE

Atentar-se aos números dos alimentos pode mudar todo o seu comportamento alimentar. Você sabia que teria que comer 67 espigas de milho para consumir a mesma quantidade de gordura contida em um pacote de 200g de salgadinhos de milho? Ou que para ingerir a quantidade de gordura contida em um pacote de 250g de batata frita você teria de comer 500 batatas?

Outro aspecto importante é a atenção aos ingredientes que serão utilizados na preparação das refeições. De nada adianta comprar alimentos saudáveis se, ao preparar os pratos, a pessoa comprometer sua qualidade. Por exemplo, na busca por uma alimentação mais saudável, o indivíduo prepara um peixe assado, mas arruinará inadvertidamente suas intenções se utilizar margarina, que é um produto com taxa elevadíssima de gordura trans (também chamada hidrogenada). Por isso, atenção!

Conhecendo os Antioxidantes

Os antioxidantes são substâncias que impedem ou reduzem a alteração celular que ocorre devido à oxidação das células do corpo pelos radicais livres. Como vimos no capítulo anterior, esses elementos são encontrados em diversos tipos de alimentos, especialmente os de origem vegetal. São vitaminas, minerais, oligoelementos e inclusive pigmentos que atribuem cor aos alimentos.

Os radicais livres, por sua vez, são estruturas moleculares que circulam no sangue, como por exemplo, as toxinas encontradas na poluição presente na atmosfera, as quais sugam substâncias importantes do nosso organismo que deveriam preencher as necessidades celulares para manter as células ativas e revitalizadas.

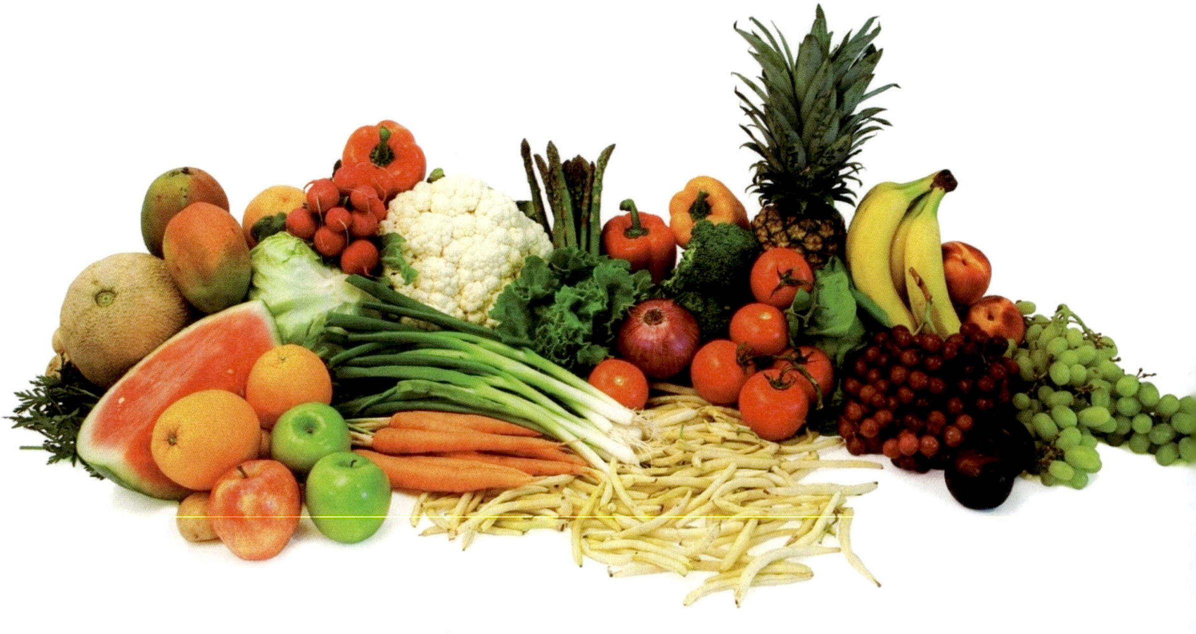

Então, os antioxidantes agem de maneira a diminuir os efeitos nocivos dos radicais livres no organismo, prevenindo assim a alteração celular e as doenças que ocorrem por causa desse dano. É sabido que diversos tipos de câncer poderiam ser minimizados se os indivíduos adotassem uma postura mais preventiva no tocante a ter uma alimentação mais equilibrada e saudável.

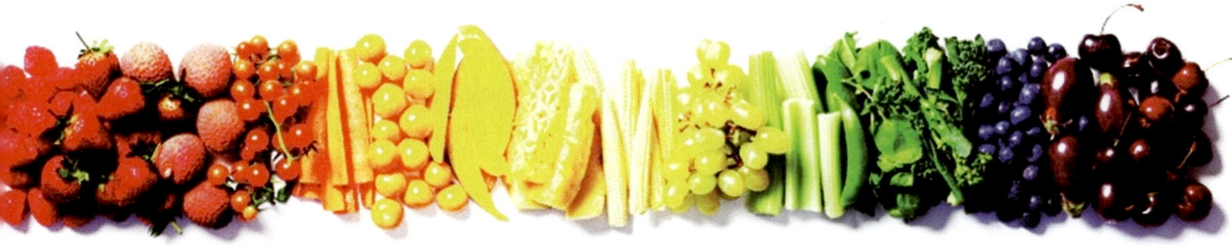

* MONA VIE "A NOVA CIÊNCIA DE SENTIR O SEU MELHOR"

A empresa Mona Vie, fundada em 2005, nos Estados Unidos, para se focar em alimentos ricos em antioxidantes, desenvolveu uma tecnologia na qual as frutas que compõem essas características são desidratas a -30°C para não perder nenhum nutriente e, assim, levar à população produtos práticos e saudáveis, suprindo às necessidades recomendadas pela OMS.

> *"Sempre respaldados por pesquisas e estudos, utilizamos diferentes nutrientes para criar produtos com base no conceito 'A Nova Ciência de Sentir o Seu Melhor'. Isso significa utilizar a nutrição e ingredientes naturais para ajudar o nosso corpo a se reequilibrar."*

Dr. e ph.D Shawn Talbott[3]

3 Diretor Científico da MonaVie. 3 Texto produzido por Paola Lourenço, consultora e relações públicas da Empresa Mona Vie, no Brasil.

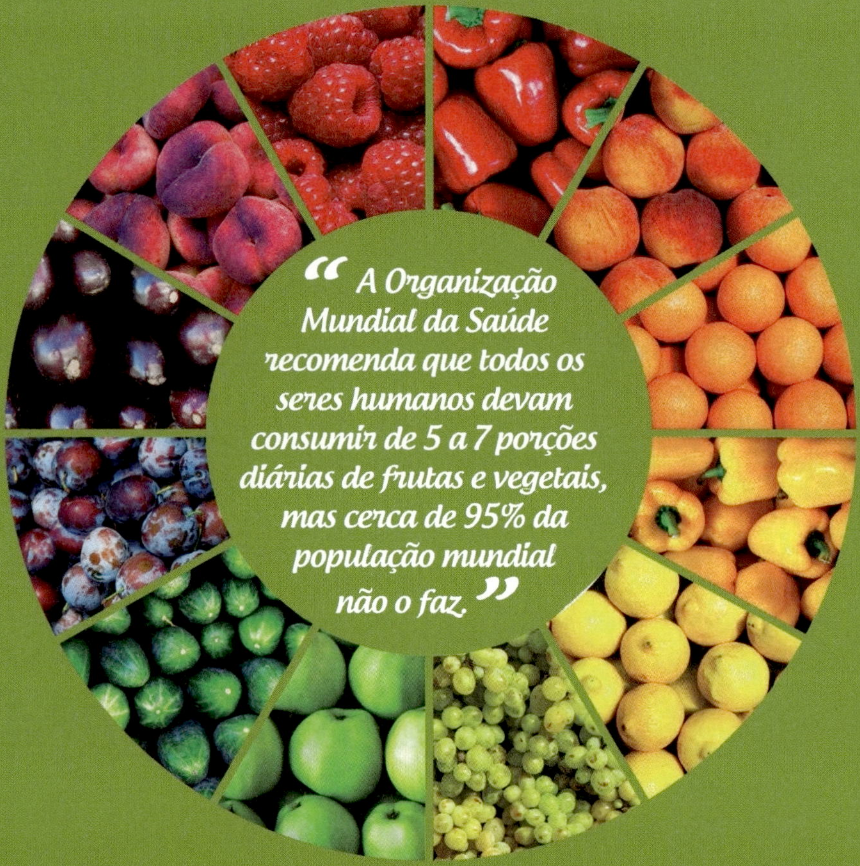

* O CONSUMO DE ANTIOXIDANTES NOS DIAS DE HOJE

Você sabia que de acordo com um levantamento da International Stress Managemente Association (Associação Internacional do Controle do Estresse) o Brasil é o 2° país com pessoas mais estressadas do mundo? E que o nosso corpo vem oxidando diariamente?

A oxidação do nosso corpo ocorre devido à produção anormal dos radicais livres, que são moléculas instáveis que apresentam um elétron com carga negativa que tende a se associar muito rapidamente a outras moléculas de carga positiva com as quais possa reagir ou oxidar. Sendo assim, os radicais livres danificam as células sadias do nosso corpo, podendo até mesmo danificar o DNA das células. Tal produção em excesso ocorre devido a diversos fatores externos, que hoje são comuns em nossa rotina, como, por exemplo: estresse, má alimentação, poluição, fumaça de cigarro, falta de sono, excesso de atividade física, entre outros. Sendo assim conseguimos verificar que nosso corpo está a todo o momento em processo de produção de radicais livres. E como podemos combater esta produção anormal?

Por meio de uma alimentação balanceada, rica em verduras, legumes e frutas, que são alimentos ricos em antioxidantes – moléculas de carga positiva que se combinam com os radicais livres de carga negativa, tornando-os inofensivos. Deste modo, eles possuem a capacidade de anular a ação de oxidação desses radicais A Organização Mundial da Saúde recomenda que todos os seres humanos devam consumir de 5 a 7 porções diárias de frutas e vegetais, mas cerca de 95% da população mundial não o faz. No Brasil, esse consumo é dificultado devido à rotina das pessoas. Alimentar-se bem e cuidar de si mesmo pode ser um grande desafio. Os compromissos e a rotina agitada parecem encurtar o nosso dia.

Hoje o cidadão brasileiro vive na rua, almoçando em restaurantes sem saber a procedência dos alimentos, trabalhando para sobreviver e esquecendo a importância dos cuidados com a saúde e a qualidade de vida, muitas vezes negada devido a uma situação social.

Isso sem mencionar o fato de que a oxidação das frutas acontece de forma muito rápida; por exemplo, quando cortamos uma maçã no meio, logo em seguida, devido ao contato com o oxigênio, ela fica toda preta, estragando mais facilmente. Por isso, cada vez mais as pessoas buscam produtos que unam praticidade e conveniência e que, ao mesmo tempo, possuam qualidade e um sabor incrível.

Em todos os produtos da Mona Vie a matéria-prima principal é o açaí, fruto com alto poder antioxidante. O açaí contém 5 categorias de antioxidantes no total e principalmente é rico em flavonoides, que são compostos bioativos que têm como função a proteção contra danos oxidativos. Pessoas com uma dieta rica em flavonoides têm um melhor desempenho físico, mental e psicológico.

Com anos de pesquisa a Mona Vie criou e patenteou o Açavie, processo que conserva os nutrientes do fruto, tendo uma colheita e processamento de forma particular, a fim de estabilizar a quantidade de flavonoides e obtendo um valor nutritivo maior do que um açaí padrão.

O carro-chefe da Mona Vie é o Mona Vie MX um produto exclusivo e diferenciado, desenvolvido especialmente para quem quer aproveitar todos os momentos da vida ao máximo, de forma intensa e sem perder tempo!

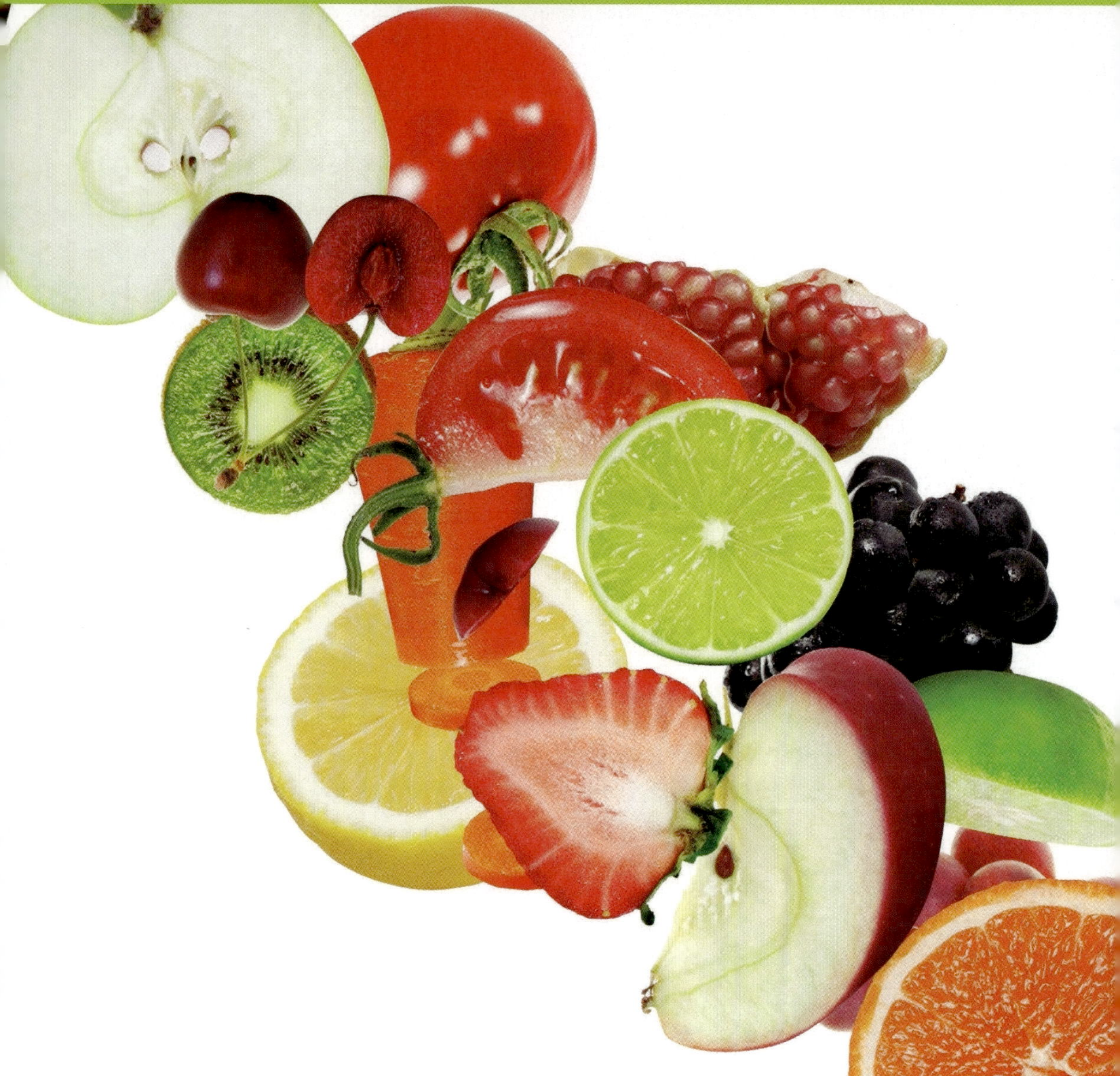

* SAIBA UM POUCO MAIS SOBRE O MONA VIE MX

MonaVie MX é um delicioso e exclusivo *blend* de 19 frutas e 11 vegetais que contém:

COLÁGENO HIDROLISADO

O colágeno é uma das maiores moléculas proteicas do nosso organismo e encontra-se presente na pele, ossos, cartilagem articular dos músculos, unhas e cabelos, representando mais de 30% das proteínas do organismo.

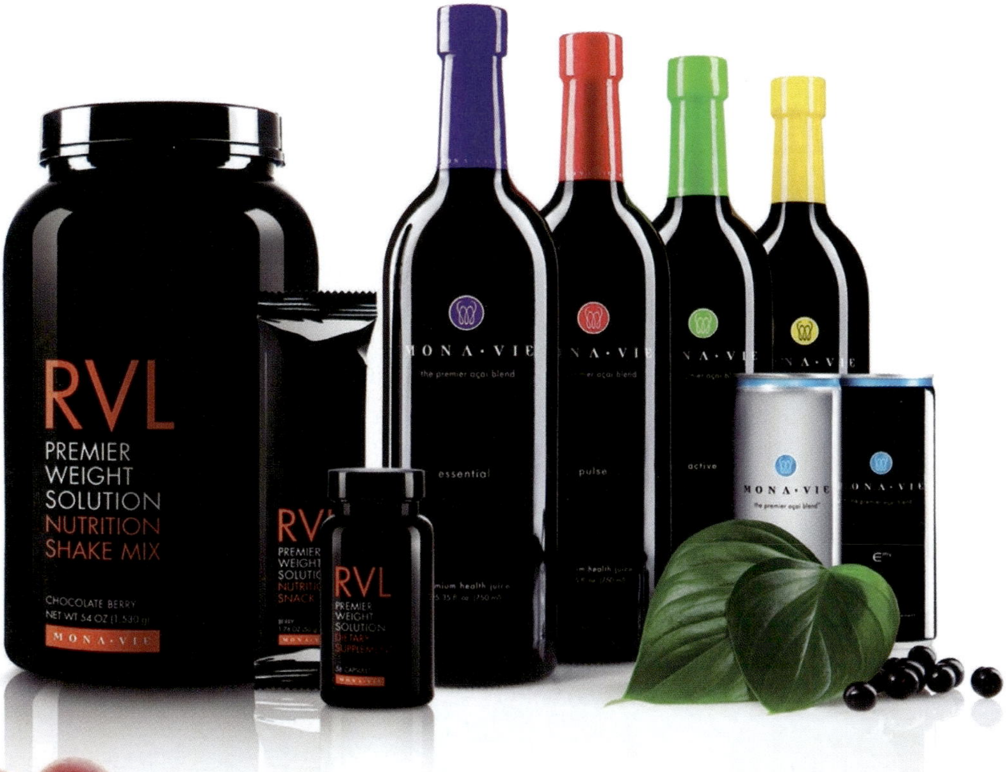

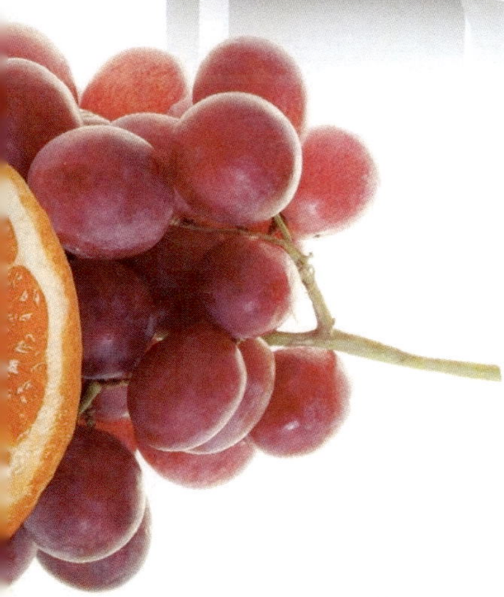

LICOPENO

O licopeno é um pigmento carotenoide antioxidante presente naturalmente em muitas frutas e legumes, como cenouras e, principalmente, tomates.

BETACAROTENO

O betacaroteno é um pigmento carotenoide antioxidante que é convertido em vitamina A no organismo. Ele é encontrado naturalmente em frutas, verduras e grãos integrais.

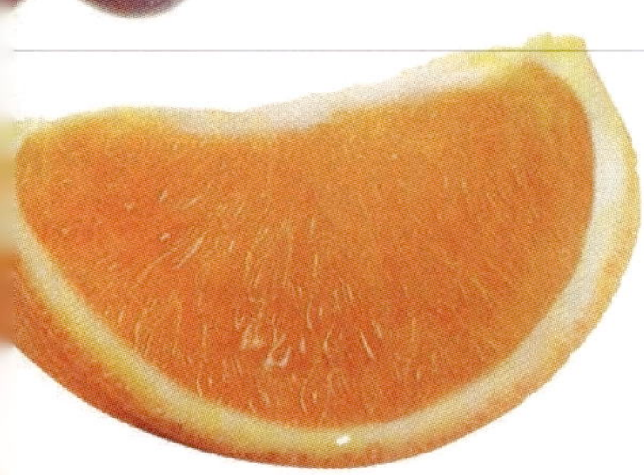

BETA GLUCANA

Beta glucanas são polissacarídeos constituintes estruturais da parede celular de leveduras, fungos e alguns cereais. A beta glucana adicionada ao MX deriva da *Saccharomyces cereviaiae*.

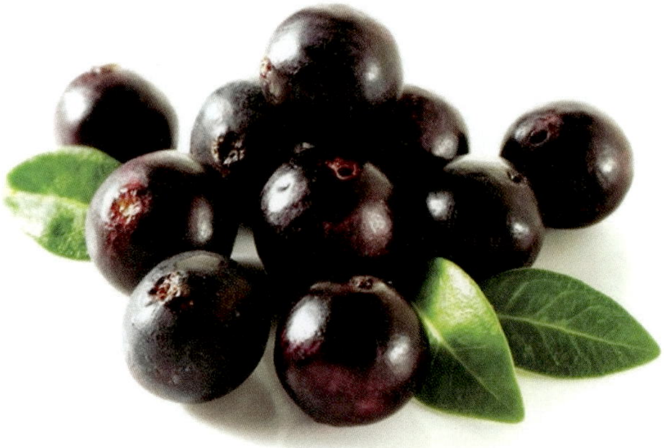

Açaí

Rico em ácidos graxos essenciais, fibras, ferro e fonte de vitamina C. Contém proteína, cálcio e polifenóis, que são antioxidantes naturais.

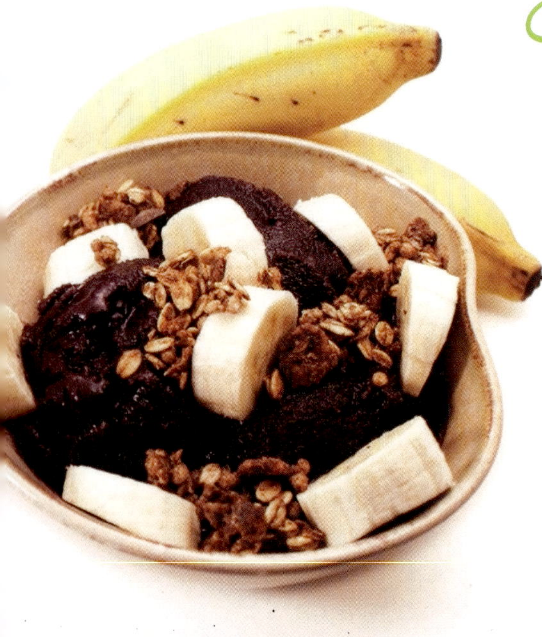

Açaí NA TIGELA

INGREDIENTES:

- 400 g de açaí
- 2 bananas
- 60 g de granola
- 5 colheres (sopa) de xarope de guaraná

MODO DE FAZER:

Leve todos os ingredientes ao liquidificador. Bata até formar um creme homogêneo. Sirva em uma tigela e polvilhe a granola.

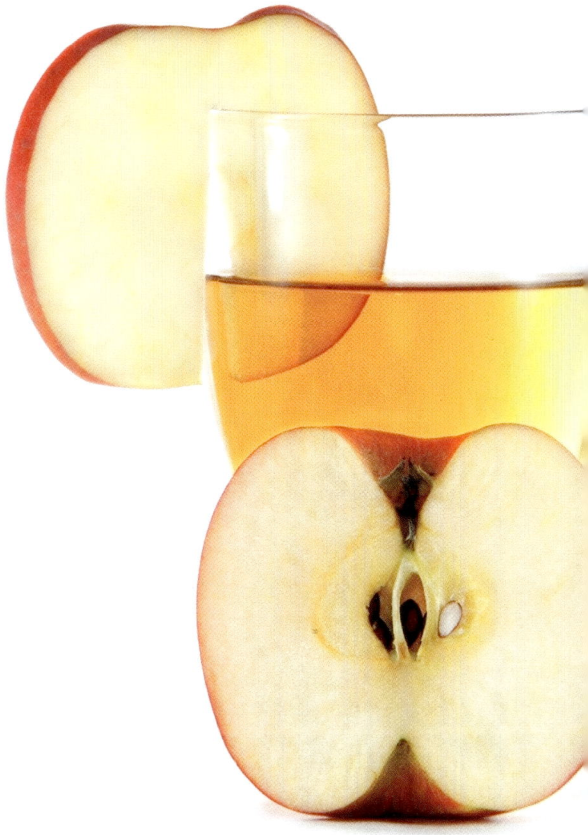

Suco DE MAÇÃ

INGREDIENTES:

- 1 maçã
- Lascas de gengibre
- 1 copo de água de coco

MODO DE FAZER:

Bata todos os ingredientes no liquidificador e coe a mistura!

Maçã

Originária da Ásia Central, as maçãs são ricas em polifenóis antioxidantes.

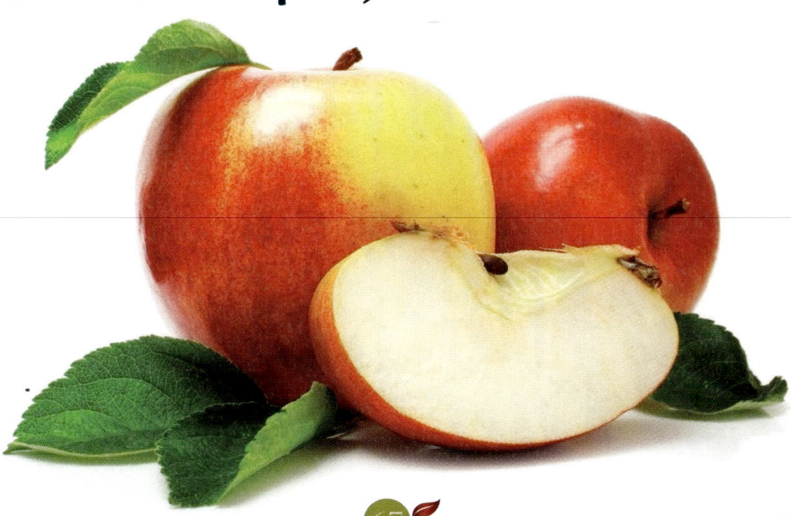

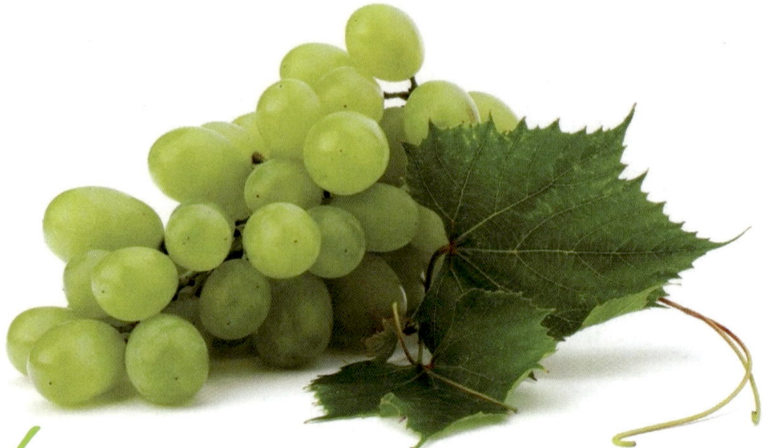

Uva branca

Contém antioxidantes tais como fenólicos, flavonoides e resveratrol.

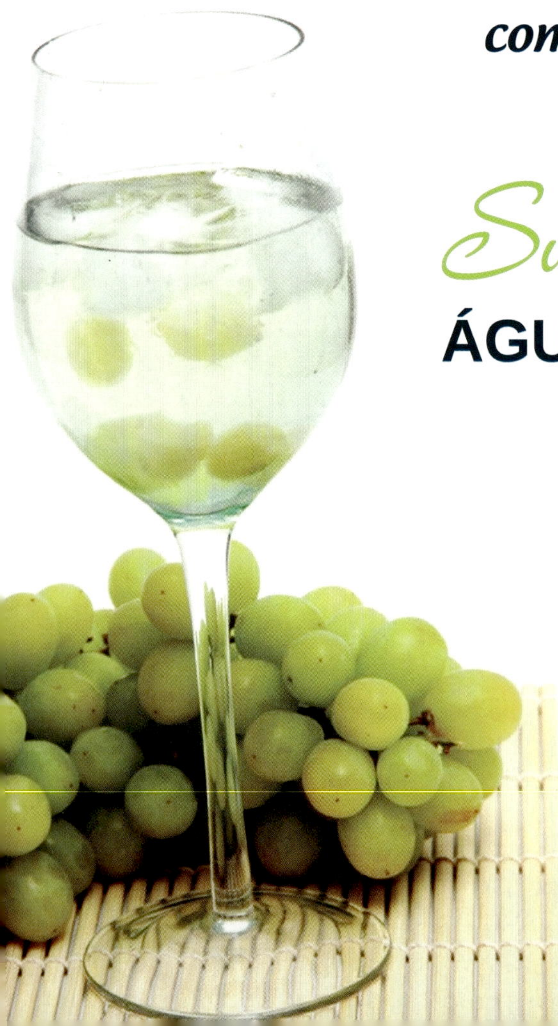

Suco de ÁGUA DE COCO COM UVA VERDE

INGREDIENTES:

- 1 cacho de uvas, tipo itália
- 250 ml de água de coco

MODO DE FAZER:

No liquidificador, bata as uvas com a água de coco. Coe num copo, adoce a gosto, junte e sirva em seguida.

Pera

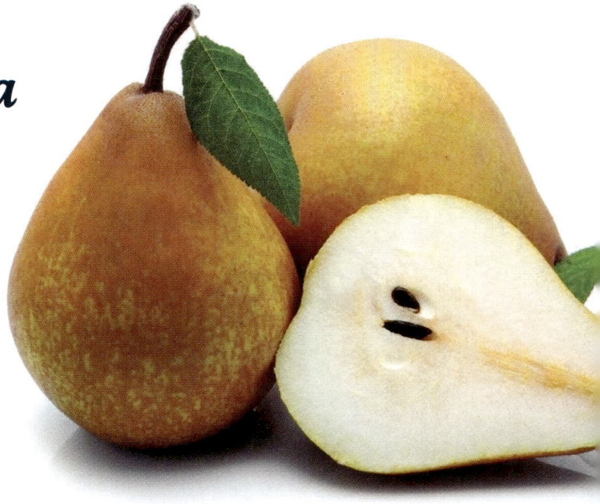

Peras são fontes de fibra e contêm compostos antioxidantes, como a vitamina C e os polifenóis.

Suco de pera

REJUVENESCEDOR

INGREDIENTES:

- 3 peras
- 400 ml de água

MODO DE FAZER:

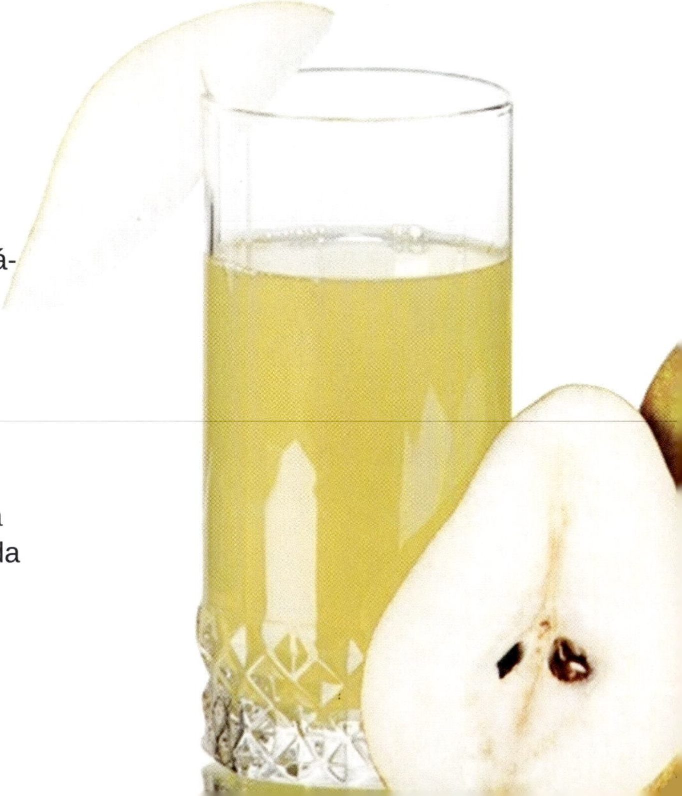

Lavar bem as frutas, descascá-las e cortá-las em pequenos cubos. Depois, adicioná-las no liquidificador juntamente com a água para que sejam bem batidas e beber pelo menos 2 copos do suco diariamente. Além de rejuvenescedora, a pera também é uma fruta recomendada para diabéticos, pois aumenta gradualmente a quantidade de açúcar no sangue.

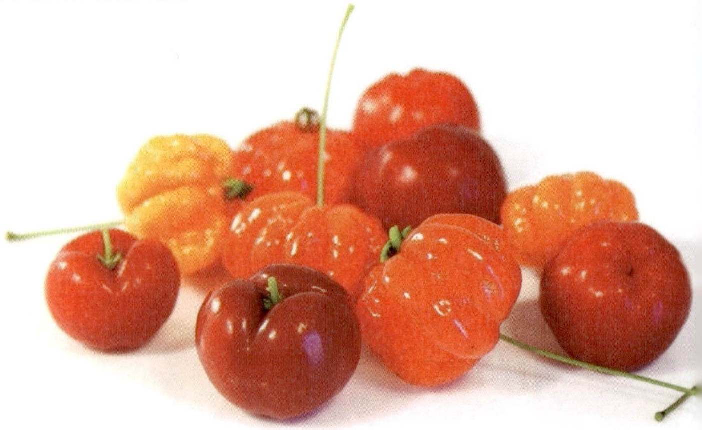

Acerola

É uma fruta especialmente rica em vitamina C e tem baixo valor energético, além de conter vitamina A, potássio, ferro, cálcio e pigmentos naturais como os carotenoides, que são antioxidantes naturais.

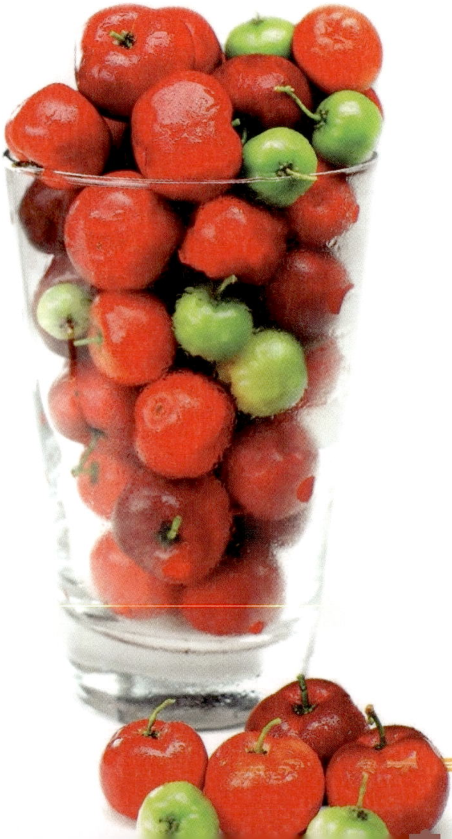

Suco DE ACEROLA

INGREDIENTES:

- 1 xícara de acerola
- 300 ml de água

MODO DE FAZER:

Para preparar este remédio caseiro, retire todos os caroços da acerola e adicione a fruta no liquidificador juntamente com a água. Após bater bem, adoce a seu gosto e o suco está pronto para ser bebido.

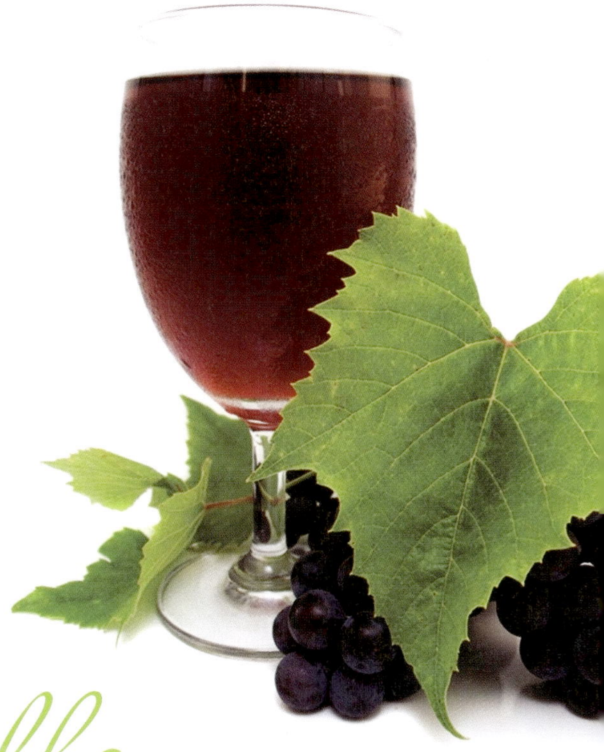

Suco UVA

INGREDIENTES:

- 1 cacho de uvas
- 250 ml água

MODO DE FAZER:

No liquidificador, bata as uvas com a água. Coe num copo, adoce a gosto, junte e sirva em seguida.

Uva vermelha

Contém antioxidantes tais como antocianinas, flavonoides e resveratrol.

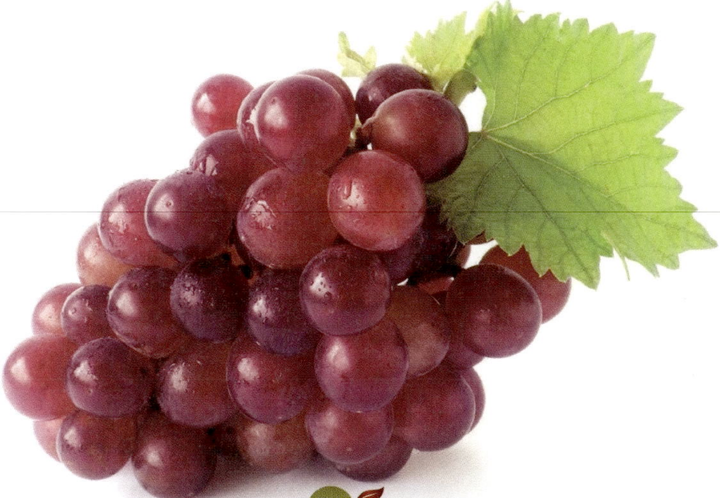

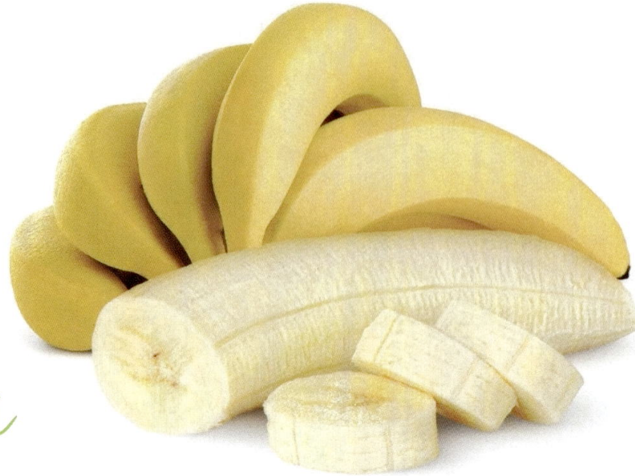

Banana

É uma boa fonte de vitaminas A, C e B6. Bananas também são ricas em fibras e potássio.

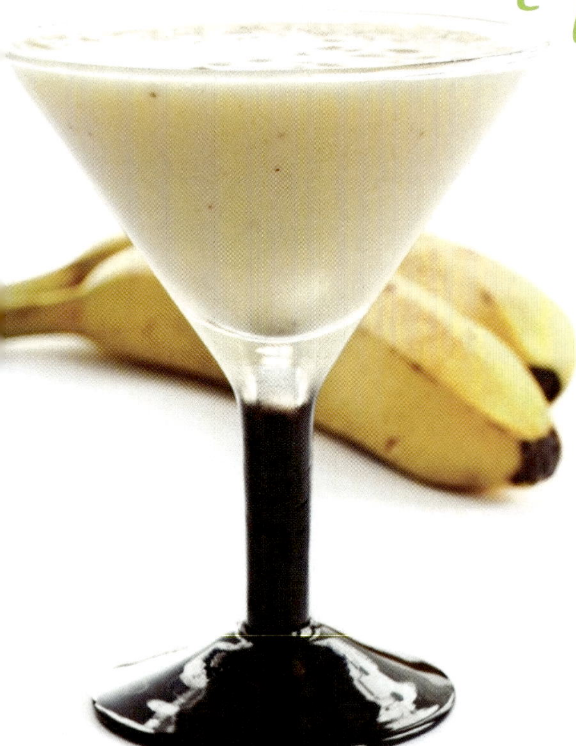

Vitamina PROTEICA DE BANANA

INGREDIENTES:

- 300 ml de leite desnatado
- 60 g de aveia
- 30 g de whey sabor baunilha
- 1 banana

MODO DE FAZER:

Coloque todos os ingredientes no liquidificador. Bata todos eles durante 1 minuto aproximadamente. Caso queira, adicione gelo. Pronto, agora é só servir e beber!

Suco DE AMEIXA

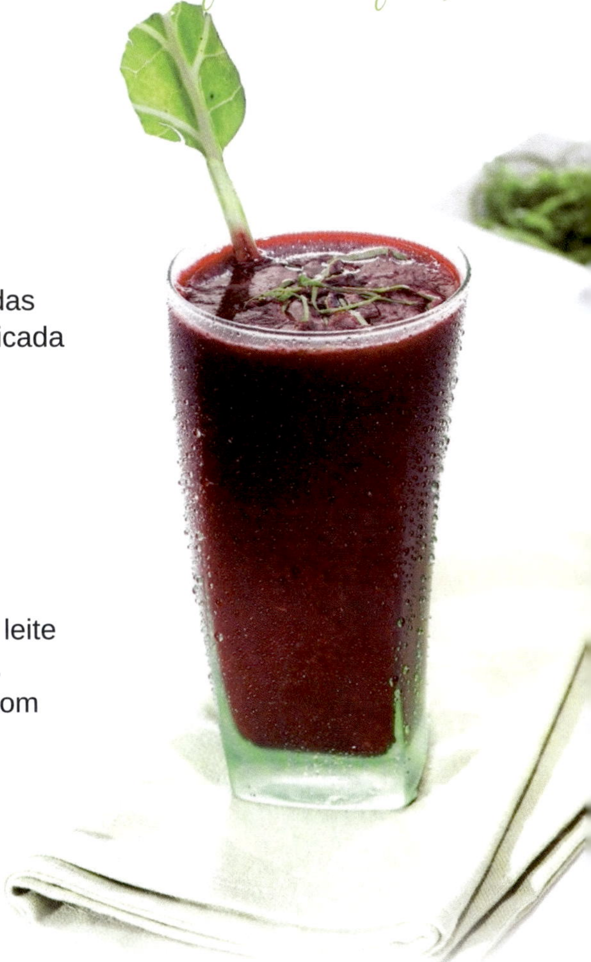

INGREDIENTES:

- 2 ameixas frescas sem caroços e picadas
- 1 banana-nanica média sem casca e picada
- 600 ml de suco de laranja bem gelado
- 200 ml de leite integral bem gelado
- 4 colheres (sopa) de leite condensado

MODO DE FAZER:

Coloque no copo do liquidificador as ameixas, a banana, o suco de laranja, o leite e o leite condensado. Bata por 1 minuto. Distribua a bebida nos copos e decore com ameixa fresca.

Ameixa

Com vitaminas e minerais essenciais, as ameixas são ricas em fitonutrientes e em fibras alimentares.

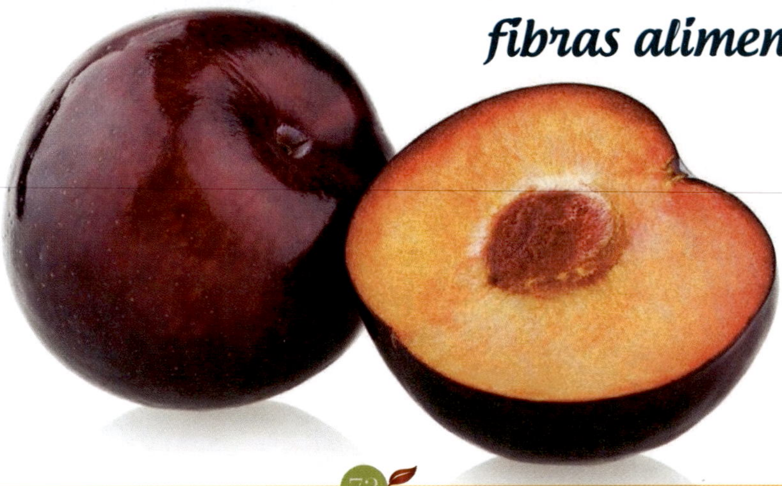

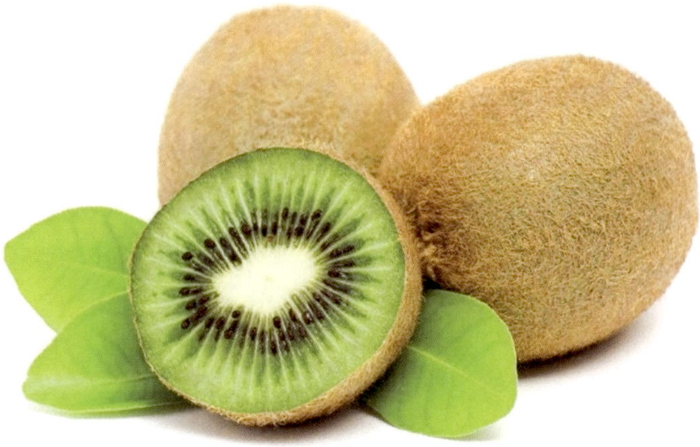

Kiwi

Fonte de vitaminas C e E, betacaroteno e potássio, além de antioxidantes flavonoides.

Suco de Kiwi PARA REJUVENESCER

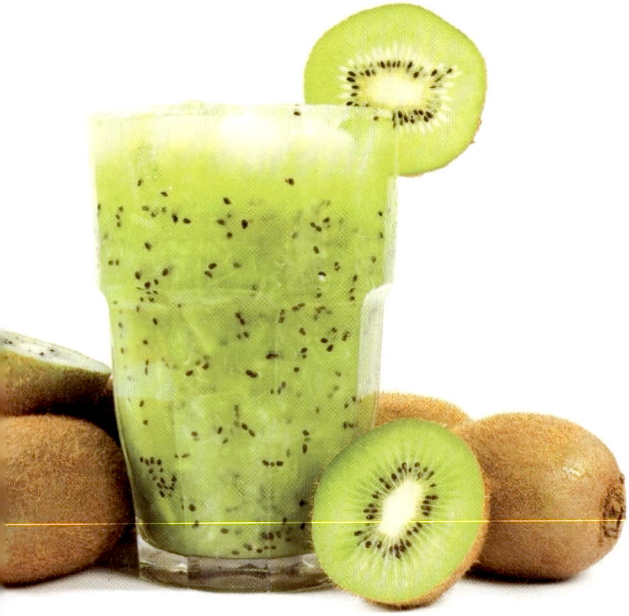

INGREDIENTES:

- 3 kiwis
- 500 ml de água
- 3 colheres (sopa) de açúcar

MODO DE FAZER:

Preparar este remédio caseiro é muito fácil. Basta descascar os kiwis, cortá-los em pequenos pedaços e adicioná-los no liquidificador juntamente com os outros ingredientes. Após bater bem, o açúcar deve ser adicionado e o suco está pronto para ser bebido. O ideal é beber pelo menos 3 copos desse suco semanalmente.

Suco de DE CUPUAUÇU COM LEITE

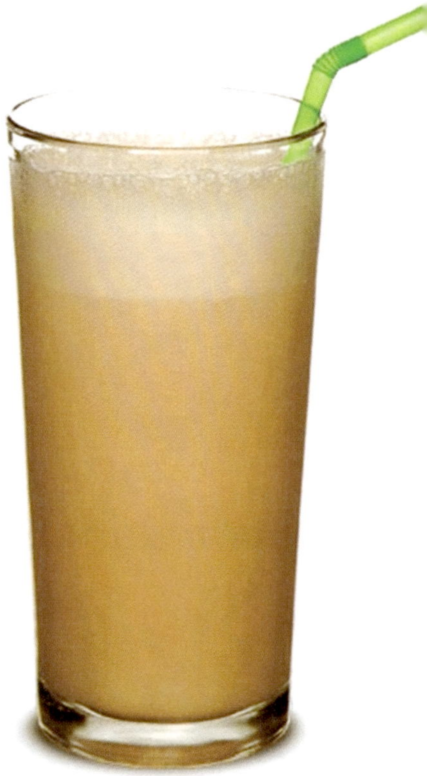

INGREDIENTES:

- 200 g de polpa de cupuaçu
- 2 xícaras de leite
- 1/2 xícara de gelo
- 4 colheres (sopa) de açúcar

MODO DE FAZER:

Coloque todos os ingredientes no liquidificador e bata bem. Despeje em copos e sirva.

Cupuaçu

É uma fruta rica em vitamina C. Fonte de ferro, ela contém também vitamina A, cálcio e fibra.

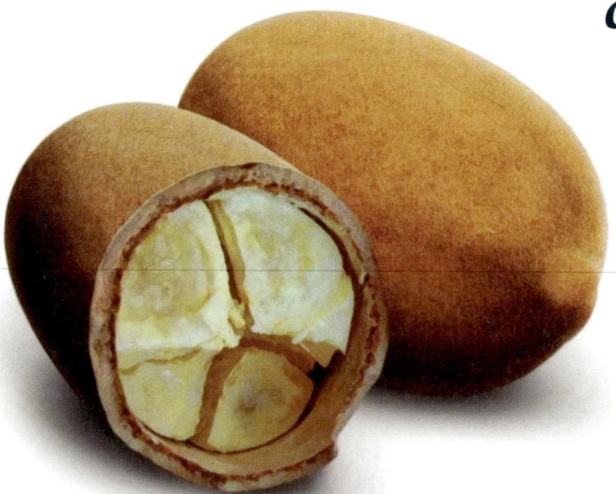

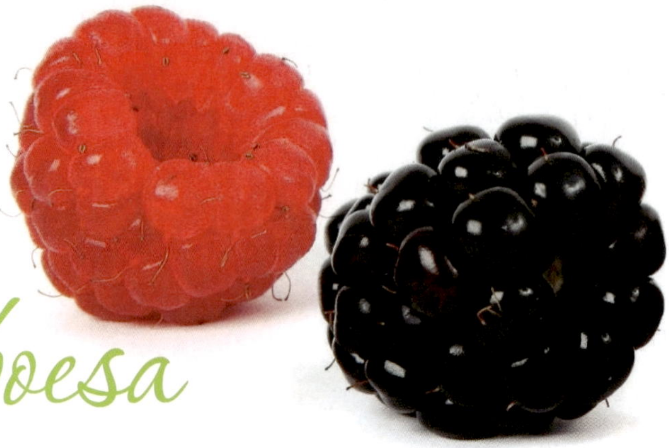

Framboesa

Possui flavonoides, fibras, vitamina C e manganês. As framboesas também são uma boa fonte de vitamina K e magnésio

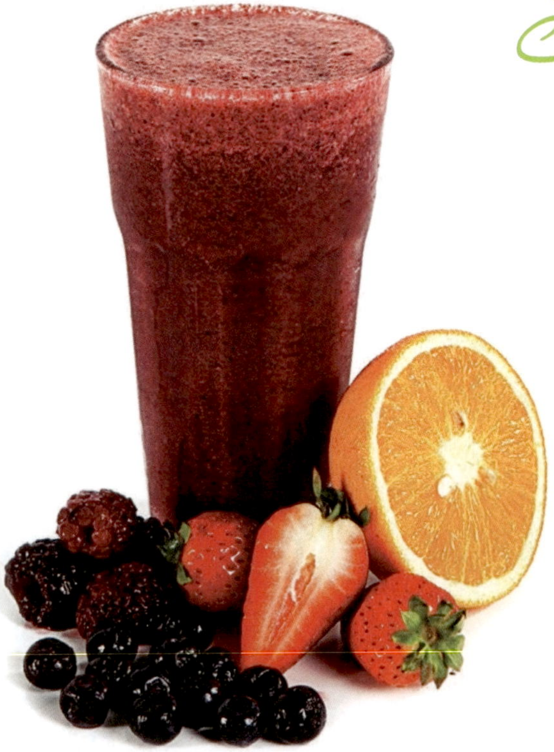

Suco DA BELEZA

INGREDIENTES:

- 200 ml de suco de laranja
- 1 banana congelada e cortada em rodelas
- 3 xícaras de frutas vermelhas frescas ou congeladas ou secas (como amoras, framboesas, blueberries e goji berries)

MODO DE FAZER:

Leve todos os ingredientes ao liquidificador. Bata até formar um creme homogêneo.

Suco DE CRANBERRY

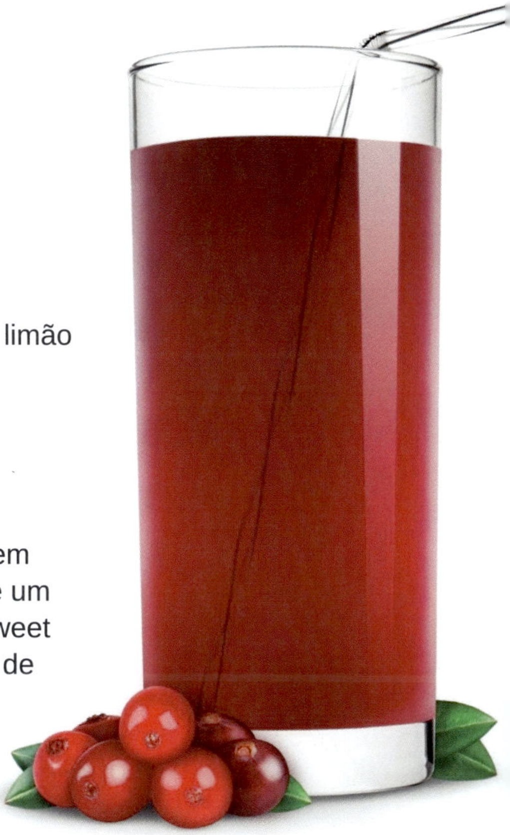

INGREDIENTES:

- 150 ml de suco de cranberry
- 15 ml de suco de maracujá
- 15 ml xarope de guaraná
- 10 ml de sweet and sour
- 1 colher (chá) de açúcar para o suco de meio limão
- Energético
- Espiral de casca de limão

MODO DE FAZER:

Descasque um limão em forma de espiral sem quebrar a casca. Coloque o espiral em volta de um copo long drink. Bata os sucos, o xarope e o sweet and sour em uma coqueteleira com seis cubos de gelo e complete com energético.

Cranberry

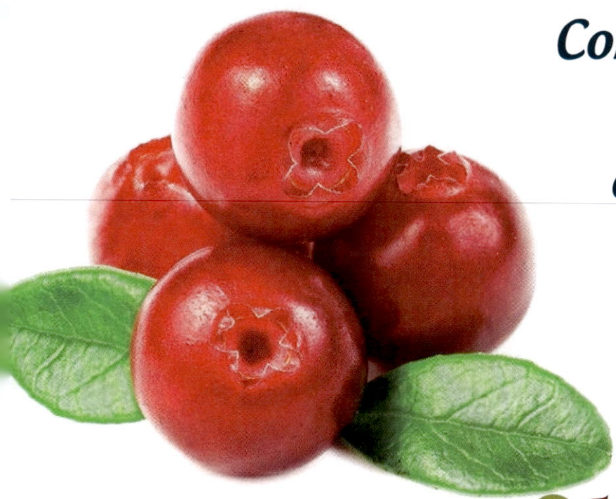

Contém flavonoides antioxidantes e outros compostos polifenólicos.

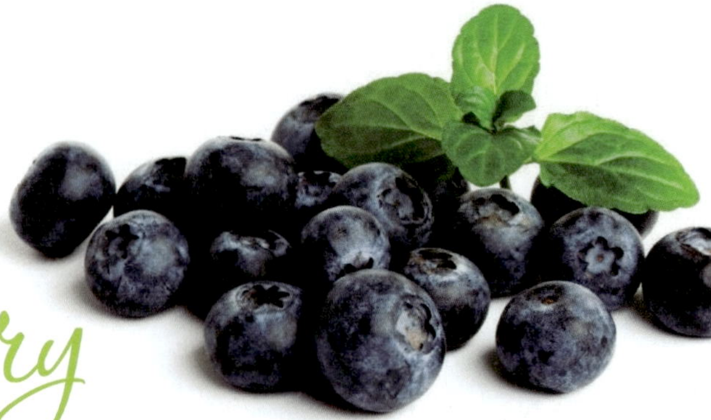

Blueberry

Também conhecido como mirtilo, este fruto tem uma gama diversificada de micronutrientes com elevados níveis de manganês e vitaminas C e K, além de fibras e fitonutrientes.

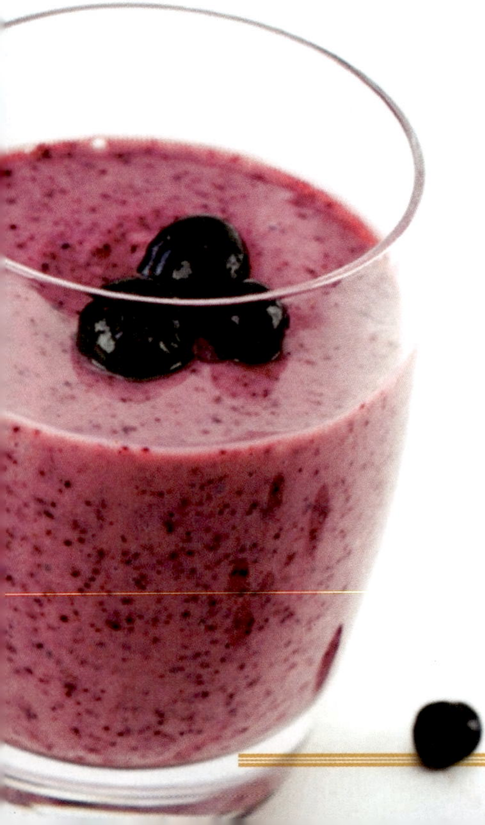

Vitamina DE MIRTILO

INGREDIENTES:

- 2 bananas congeladas, descascadas e cortadas em pedaços grandes
- 1/2 xícara (80 g) de mirtilo (blueberry) congelado ou fresco
- 1 xícara de suco de laranja
- 1 colher (sopa) de mel (opcional)
- 1 colher (chá) de extrato de baunilha (opcional)

MODO DE FAZER:

Coloque todos os ingredientes no liquidificador e bata até a mistura se tornar homogênea. Use mais ou menos líquido, dependendo da espessura que você preferir para a sua vitamina.

Vitamina DE MORANGO

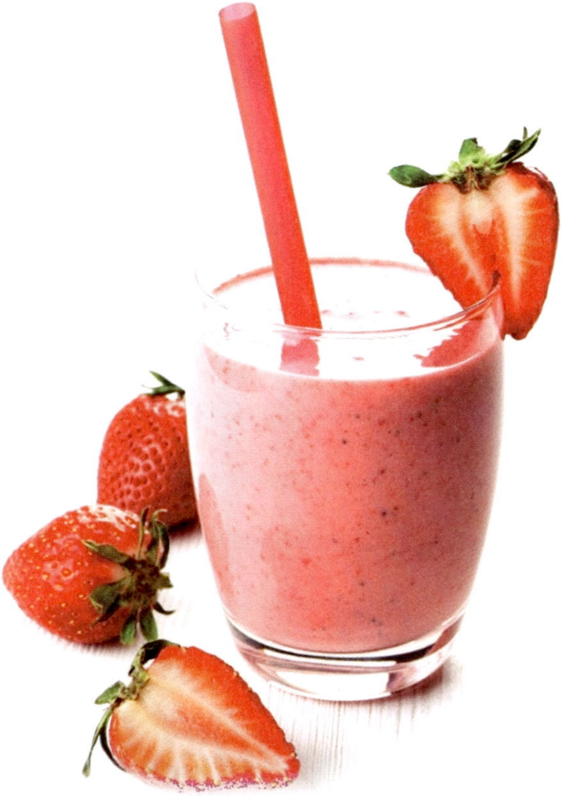

INGREDIENTES:

- 1½ litro de leite desnatado ou iogurte desnatado
- 1 caixinha de morangos
- 1 colher (sopa) de aveia

MODO DE FAZER:

Bater os ingredientes no liquidificador e servir na hora.

Morango

Os morangos contêm antioxidantes e outros fitonutrientes.

Alimentar-se bem é uma arte. No passado, nossas avós preparavam alimentos de origem 100% orgânica, e dispunham de tempo e paciência para passar horas na cozinha criando receitas saudáveis e nutritivas. Por causa de todo o processo de industrialização, da busca pela praticidade, das atribulações do dia a dia e até mesmo da dificuldade ou incapacidade das pessoas de cozinharem de modo adequado, o hábito de comer bem perdeu-se, em especial a partir de meados dos anos 1980. Hoje, há um movimento que tenta recuperar os bons costumes alimentares. Não se trata de algo difícil de ser feito ou extremamente complicado, mas de fato é um pouco mais trabalhoso. Contudo, a quantidade de trabalho é diretamente proporcional ao prazer que uma boa refeição oferece, portanto, é hora de trocar de time e vir para o lado da Dieta do Bom Humor.

10 DICAS DA DIETA DO BOM HUMOR

1 Não fique muito tempo sem comer, pois esse hábito reduz os níveis de glicose, o que pode afetar negativamente o humor. Assim, o ideal é alimentar-se seis vezes ao dia: café da manhã, lanche, almoço, lanche, jantar e ceia.

2 A água faz com que as pessoas se sintam bem e melhora o nível de energia, fundamental para o seu corpo estar ativo e num estado de funcionamento adequado. Portanto: hidrate-se!

3 A OMS recomenda que a ingestão de gordura trans não ultrapasse 1% do valor calórico da dieta do indivíduo. Isso significa que, se um adulto consome duas mil calorias diárias, sua ingestão de gordura trans não deve ultrapassar 2g.

4 Atenção aos ingredientes que serão utilizados na preparação das refeições porque farão toda a diferença.

5 A Organização Mundial de Saúde recomenda que todos os seres humanos devem consumir de 5 a 7 porções diárias de frutas e vegetais.

6 O grande segredo de uma alimentação saudável é ser baseada em alimentos frescos e integrais, encontrados nas feiras e hortifrútis.

7 Sinta prazer no ato de comer, na necessidade de saborear o alimento, e não apenas em “engoli-lo”.

8 Coma uma variedade maior de alimentos. Busque a diversificação.

9 Sempre que puder, prepare suas refeições e coma sempre à mesa.

10 Alimentar-se bem é a garantia de descobertas felizes.

DIRETORIA: Jorge Carneiro e Rogério Ventura; **Diretor Editorial:** Henrique Ramos; **REDAÇÃO: Editor-chefe:** Daniel Stycer; **Editores:** Eliana Rinaldi, Renata Meirelles e Thomas Nieto; **Equipe Editorial:** Maria José Batista, Adriana Cruz, Sandra Ribeiro, Débora Justiniano, Hugo Wyler Filho, Juliana Borges, Lívia Barbosa, Verônica Bareicha, Daniela Mesquita, Dalva Corrêa e Maria Flavia dos Reis; **ARTE:** Leo Fróes, Raquel Soares, Franconero Eleutério, Julio Lapenne, Leandro L. Silva, Laércio Costa, Jefferson Gomes e Talitha Magalhães; **Edição e Tratamento de Imagem:** Luciano Urbano, Reinaldo Pires e Cristian Barboza; **Diagramação:** Maria Clara Rodrigues e Evandro Matoso; **Produção Gráfica:** Jorge Silva; **Tecnologia da Informação:** Márcio Marques; **Marketing:** Bernadette Caldas (gerente), Cássia Nascimento, Patrícia Reis, Everson Chaves, Luiza Martins e Jully Anne Costa; **Controle:** William Cardoso e Clayton Moura; **Circulação:** Luciana Pereira, Sara Martins, Wagner Cabral e Alexander Lima; **EDIOURO PUBLICAÇÕES DE PASSATEMPOS E MULTIMÍDIA LTDA.** Rua Nova Jerusalém, 345, CEP 21042-235 — Rio de Janeiro, RJ. Tel.: (0XX21) 3882-8200, Fax: (0XX21) 2290-7185; **Distribuição:** DINAP S.A. Estr. Dr. Kenkiti Shimomoto, 1678 — Jardim Conceição, Osasco, SP. Tel.: PABX (0XX11) 3789-3000.

PROJETO E REALIZAÇÃO
CRIATIVO
MERCADO EDITORIAL

PUBLISHER
Carlos Rodrigues
DIRETORA FINANCEIRA
Esilene Lopes de Lima
AUTORA
Angela Jacobino
DIREÇÃO DE ARTE
Marcelo Almeida
EDITOR
René Ferri

SOBRE A AUTORA

Angela Jacobino
Educadora Física e Fisioterapeuta, com especialização em Fisioterapia Aquática, Terapias manuais e Pilates Clínico. Atualmente, trabalha na reabilitação de atletas junto ao Circuito Estudantil e Universitário Itaú de Tênis, na cidade de São Paulo; como Terapeuta Manual e Instrutora de Pilates, no KStudio, na Cidade de Santos.